Beuth

Gut durch die Krebstherapie

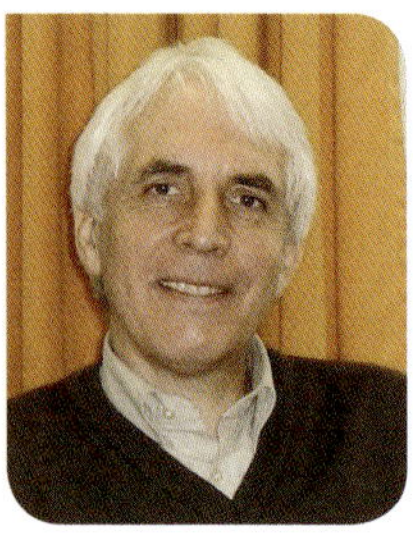

Prof. Dr. med. Josef Beuth leitet das Institut zur wissenschaftlichen Evaluation naturheilkundlicher Verfahren an der Universität zu Köln. Dort prüft er Naturheilverfahren auf ihre Wirksamkeit, Unbedenklichkeit und medizinische Qualität. Durch seine jahrelange Forschungsarbeit und Beratung von Patienten weiß er: »Krebs zu haben ist an sich schon eine starke Belastung. Leider kann die so unverzichtbare und wichtige Therapie zu weiteren Beschwerden führen, die die Lebensqualität zusätzlich einschränken. Zum Glück gibt es jedoch naturheilkundliche Verfahren, die dazu beitragen können, dass Ihre Nebenwirkungen gelindert werden und Sie die Krebstherapie besser überstehen. Die Vielfalt an Möglichkeiten möchte ich Ihnen in diesem Buch vorstellen.«

Prof. Dr. med. Josef Beuth

Gut durch die Krebstherapie

Von Abszess bis Zahnfleischbluten – Wie Sie Nebenwirkungen und Beschwerden lindern

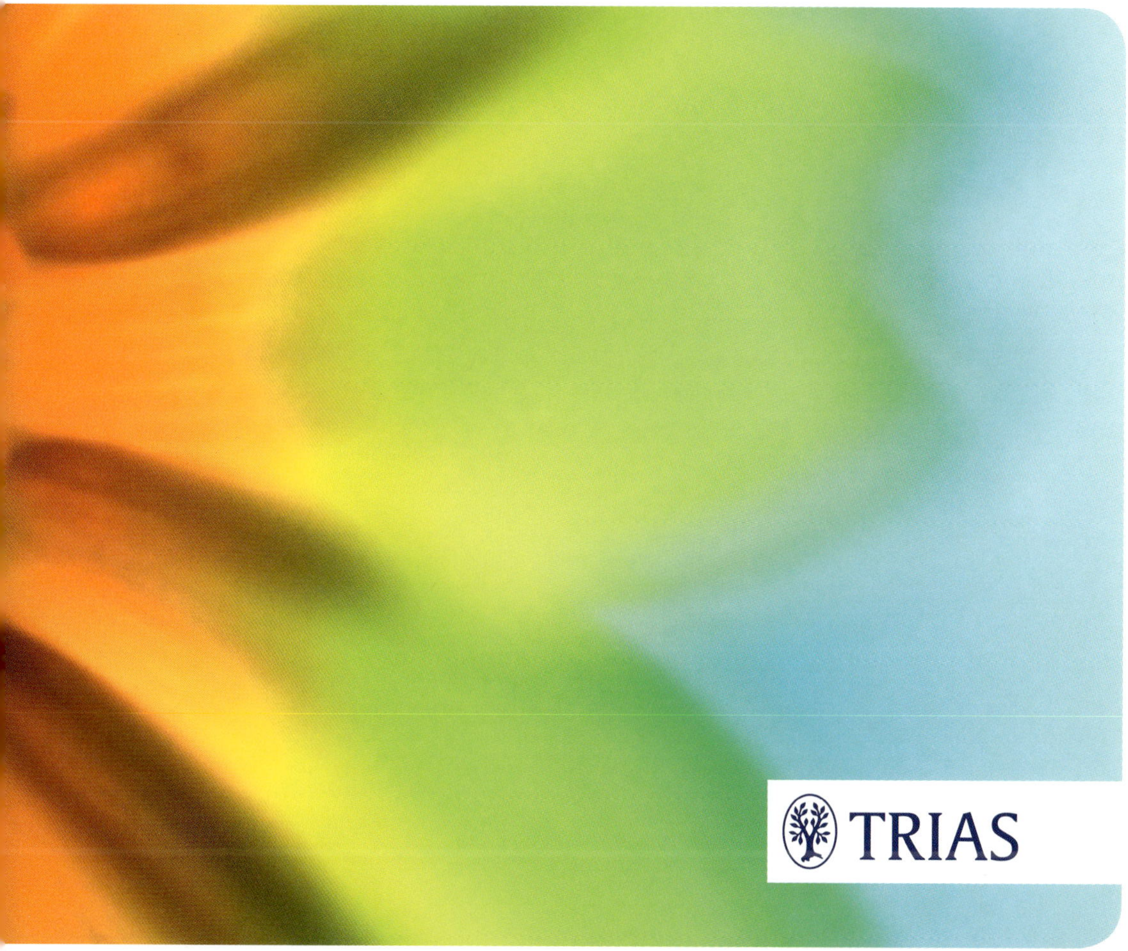

TRIAS

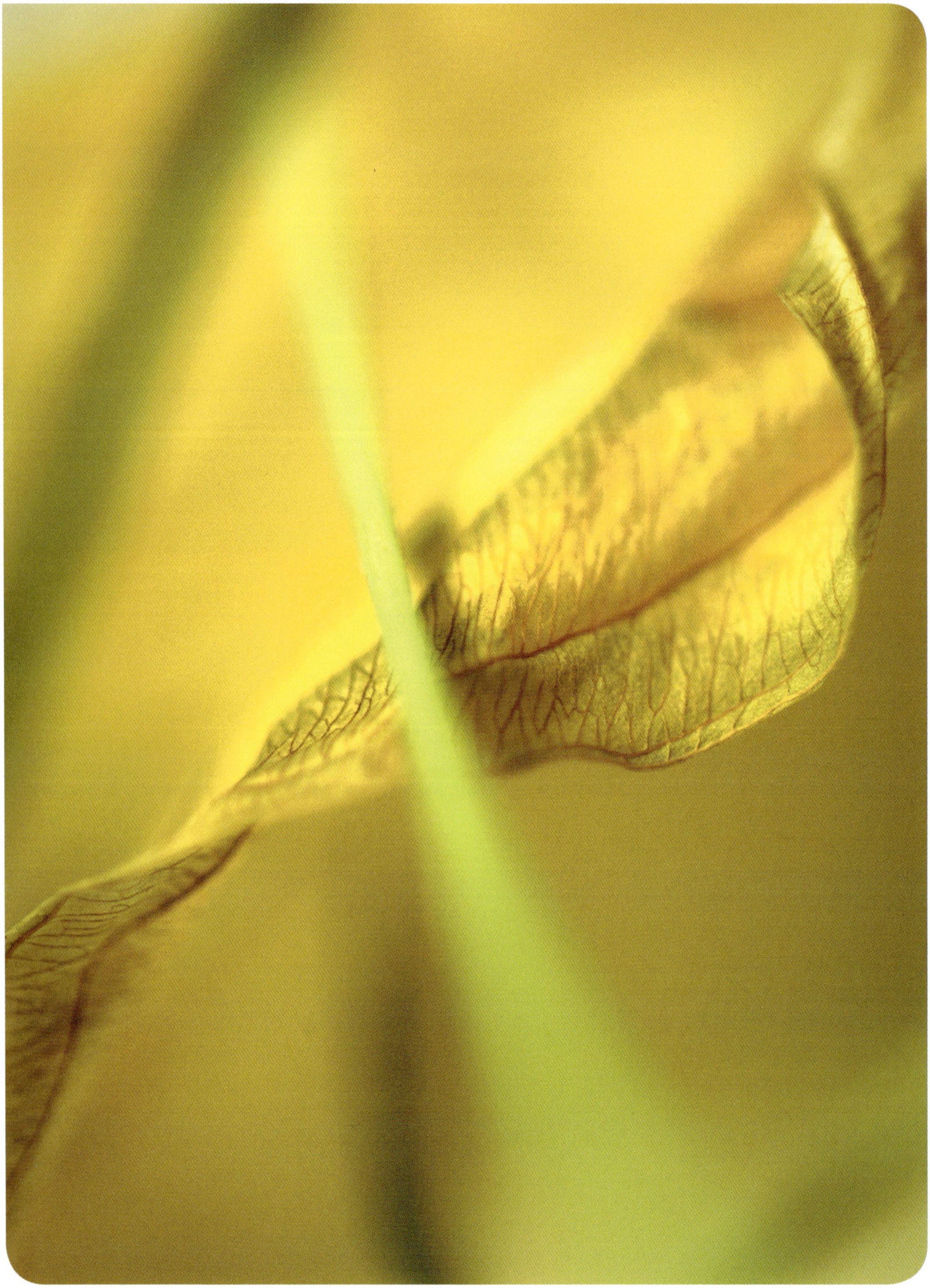

Liebe Leserin, lieber Leser,

bei Ihnen steht eine Chemotherapie oder eine andere Krebstherapie an und Ihnen graut vor den Nebenwirkungen? Oder Sie stecken schon mittendrin, fühlen sich schlapp, Ihre Gelenke schmerzen, Ihre Haut juckt unerträglich oder Sie werden von anderen Beschwerden oder zusätzlichen Erkrankungen geplagt? Das sind mögliche Gründe dafür, zu diesem Buch zu greifen. Es richtet sich an alle Menschen, die eine Krebserkrankung haben und daher eine oder mehrere der sogenannten Krebsstandardtherapien – also Operation, Chemo-, Strahlen-, Antihormon- oder Antikörpertherapie – benötigen. Diese Therapien wirken aggressiv, denn sie sollen die Krebszellen zerstören. Damit Ihr Körper dabei möglichst wenig in Mitleidenschaft gezogen und Ihre Lebensqualität nicht zu stark beeinträchtigt wird, wollen Sie sich schützen. Es wird eine Fülle von Verfahren angeboten (wie Bioresonanztherapie, Eigenblutbehandlung, Homöopathie, Hyperthermie, Probiotika, Nahrungsergänzungsmittel), aber nur wenige davon sind für Sie persönlich tatsächlich hilfreich und empfehlenswert. Denn was wann nützt, hängt u. a. davon ab, welche Krebserkrankung vorliegt, welche Standardtherapien nötig sind und vor allem auch davon, welche Beschwerden Sie tatsächlich haben. Dieser Ratgeber listet wichtige Beschwerden und Krankheiten auf, die im Rahmen einer Krebserkrankung und deren Behandlung auftreten können.

Die angeführten Therapieempfehlungen sind einfach umzusetzen und haben sich im Alltag bewährt, denn dieser Ratgeber entstand in enger Zusammenarbeit mit Patienten. Ich hoffe, dass er Ihnen einen Leitfaden im Dschungel der angebotenen Maßnahmen ist, Sie zur Selbsthilfe ermutigt und Sie dabei unterstützt, gut durch die Krebstherapie zu kommen.

August 2016
Josef Beuth, Köln

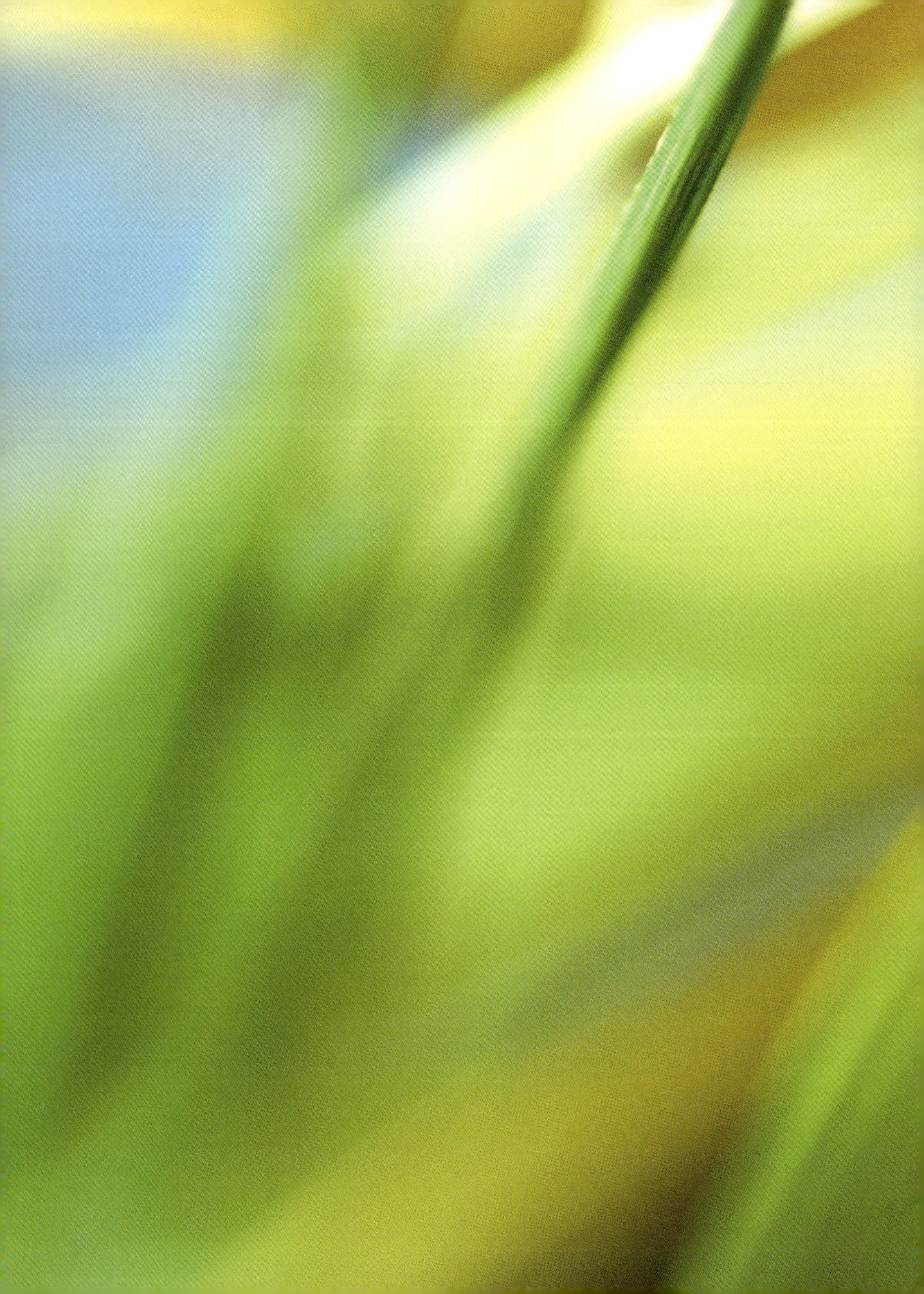

Folgeerscheinungen der Krebstherapie

Nebenwirkungen der Krebsbehandlung umfassen insbesondere Funktionsbeeinträchtigungen betroffener Organe bzw. Körperteile.

Welche Nebenwirkungen treten auf?

Nebenwirkungen von Krebsstandardtherapien (insbesondere Chemo- und Strahlentherapie) treten auf, da durch die Behandlung Körperzellen am Wachstum gehindert werden und absterben.

Da Krebszellen aus körpereigenen Zellen entstanden sind, haben diese Therapien auch Auswirkungen auf gesunde Körperzellen, insbesondere solche, die sich schnell teilen. Bei den Nebenwirkungen kann man zwischen akuten Nebenwirkungen, die vorübergehend auftreten und mit der Beendigung der Therapie wieder verschwinden, und chronischen Nebenwirkungen, die auch nach Behandlungsende anhalten, unterscheiden. Zu den akuten Nebenwirkungen zählen z. B. Übelkeit, Erbrechen, Schleimhautentzündungen, Haarausfall, Blutbildveränderungen durch Schädigung des Knochenmarks, Infektions- und Blutungsneigung und Müdigkeit. Zu den chronischen Nebenwirkungen gehören z. B. Schädigung des Erbmaterials von körpereigenen Zellen mit Gefährdung für Zweitkrebse oder Unfruchtbarkeit, chronische Müdigkeit und Missempfindungen.

Mit komplementärmedizinischen Maßnahmen arbeiten

Diesen Nebenwirkungen ist man jedoch nicht hilflos ausgeliefert, sondern man kann mit komplementärmedizinischen Maßnahmen gegensteuern. Ein wichtiges Ziel ist die Erhaltung bzw. Stabilisierung der Lebensqualität während und nach der Krebsbehandlung (z. B. Chemo-, Strahlen-, Hormontherapie). Dies hat sich in vielen Diskussionen, u. a. mit Ärztekammern, Fachgesellschaften, Krankenkassen und insbesondere auch Patienten, als erstrebenswert herausgestellt, da bei erhaltener Lebensqualität die Krebsstandardtherapien in der optimalen Dosierung und Zeitabfolge verabreicht werden können, was die Chancen einer Heilung deutlich steigert. Im Vordergrund einer stabilisierten Lebensqualität stehen sowohl körperliches als auch seelisches

Wohlbefinden, das unter bedarfsangepassten komplementären Maßnahmen (u. a. Psychoonkologie, Ernährungsoptimierung, Sport sowie wirksamkeitsgeprüften medikamentösen Therapien) erreicht werden kann.

Komplementärmedizinische Maßnahmen, deren Wirksamkeit und Unbedenklichkeit in Studien belegt wurden,

- vermindern die Symptome der Krebserkrankung,
- lindern die Nebenwirkungen der Krebstherapie und
- verbessern die Lebensqualität.

Wissenschaftlich geprüfte Verfahren

Im Literaturverzeichnis (Seite 160) finden Sie Angaben zu wirksamkeitsgeprüften komplementärmedizinischen Verfahren. In den erwähnten Veröffentlichungen können bei Interesse die Daten der klinischen Untersuchungen eingesehen werden. Dies kann die zuweilen nicht gerechtfertigte Ablehnung komplementärmedizinischer Verfahren durch nicht umfassend informierte Therapeuten verhindern, gibt Ihnen Argumentationshilfen an die Hand und die Sicherheit, dass die entsprechenden Anwendungen in kontrollierten klinischen Studien und Untersuchungen getestet wurden.

Wissenswertes zu komplementären Verfahren

Für die meisten angebotenen Zusatzverfahren gibt es bisher jedoch keine Studien, die nachgewiesen hätten, dass sie tatsächlich wirksam und unbedenklich sind. Es ist wichtig, sich klarzumachen, dass auch komplementärmedizinische Verfahren

- mit allgemeinen gesundheitlichen Risiken einhergehen können,
- die Krebsstandardtherapien in ihrer Wirksamkeit reduzieren können und
- mit spezifischen therapieabhängigen Nebenwirkungen einhergehen können.

Was bedeutet das nun? Diese drei Punkte sollen etwas näher erläutert werden.

Gesundheitliche Risiken

Die größte allgemeine Gefahr bei falscher Anwendung komplementärer Therapien stellt die verzögerte Gabe bzw. Ablehnung von erprobten, heilenden Standardtherapien dar.

In diesen Fällen wird Komplementärmedizin fälschlich zur »Alternativmedizin«, die in der Krebstherapie (sowie in anderen medizinischen Disziplinen) bislang noch keine wissenschaftlich gesicherten, relevanten Therapieeffekte aufzeigen konnte.

Patienten mit chronischen Erkrankungen, die schwer therapierbar sind (u.a. Krebs), greifen verständlicherweise nach jedem Strohhalm und sind besonders anfällig für nicht einhaltbare Versprechen, die auch nur den Hauch einer Erfolgschance bieten.

So tauchen immer wieder unverantwortliche Anzeigen in Tageszeitungen auf, die versprechen: »Brustkrebs? Sie brauchen keine verstümmelnde Operation, keine aggressive Chemo- und Strahlentherapie! Wir heilen mit biologischen Mitteln bei erhaltener Lebensqualität.«

Auf der Grundlage der wissenschaftlichen Medizin entbehren derartige Werbeaussagen jedweder Grundlage und können lebensgefährlich sein!

Die Wirksamkeit der Standardtherapie wird vermindert

Medikationen, deren Unbedenklichkeit bislang nicht bewiesen ist und die zu einer Beeinträchtigung der Wirksamkeit von Chemo- und Strahlentherapie führen können, sind beispielsweise hoch bzw. falsch dosierte Antioxidantien und Vitamine, z.B. Coenzym Q10, Glutathion oder die Vitamine C und E. Komplementäre Maßnahmen, die den Stoffwechsel der Leber aktivieren und damit die Wirksamkeit von Chemotherapien vermindern, sind z.B. Pampelmusensaft und Johanniskraut.

Auch komplementäre Verfahren können Nebenwirkungen haben

Alle medikamentösen Behandlungen können mit spezifischen (therapiebedingten) Nebenwirkungen einhergehen, auch die der Komplementärmedizin. Daher sollte die Verabreichung komplementärmedizinischer Maßnahmen immer mit den behandelnden Ärzten abgesprochen werden.

Spezifische Nebenwirkungen umfassen beispielsweise:

- Aktivierung von Autoimmunerkrankungen sowie Auslösung von Hautreaktionen (durch Immuntherapien, z.B. Misteltherapie);
- Hautverbrennungen, extreme Herz-Kreislauf-Belastung mit Folgeerkrankungen wie Herzinfarkt durch Hyperthermie;
- allergische Reaktion bis hin zum anaphylaktischen Schock durch Injektion von Heilmitteln pflanzlichen und tierischen Ursprungs.

Aus den beschriebenen Gründen kann es also für Krebspatienten gefährlich sein, Ratschlägen aus allgemeinen naturheilkundlichen Büchern zu folgen oder zusätzliche Therapieverfahren wahllos anzuwenden. Bitte suchen Sie gezielt die Beschwerden und Maßnahmen aus diesem Buch heraus, die auf Ihre individuelle Situation abgestimmt sind. Nur so können Sie sichergehen, dass Sie Ihrem Körper tatsächlich etwas Gutes tun und ihn bei der Krebsbekämpfung unterstützen. Bitte denken Sie auch daran, die ergänzenden Verfahren, die Sie anwenden wollen, mit Ihrem Arzt zu besprechen.

Nebenwirkungen von A–Z

Hier finden Sie – alphabetisch sortiert – hilfreiche komplementärmedizinische Maßnahmen, deren Unbedenklichkeit und Wirksamkeit wissenschaftlich gezeigt wurden.

Abszess

Unter einem Abszess versteht man einen abgekapselten Entzündungsherd, der Eiter (Gemisch aus Bakterien und Immunzellen, den sogenannten Leukozyten) enthält. Typische Entstehungsorte sind Haarfollikel, Schweißdrüsen oder Analdrüsen sowie Schleimhäute und Muskeln. Abszesse bewirken in Abhängigkeit von ihrer Größe eine Spannung der Haut, die zudem gerötet oder erwärmt sein kann; sie gehen zuweilen mit Fieber oder Schmerzen einher.

Abszesse können spontan auftreten (z. B. durch Verstopfung von Poren oder Drüsengängen) sowie als Folge von Verletzungen oder Therapiemaßnahmen (z. B. Operationen, Injektionen) oder Diagnostikmaßnahmen (z. B. Biopsien, endoskopischen Eingriffen). Vorbeugend wirksam ist insbesondere eine sorgfältige Hygiene (z. B. bei invasiver Diagnostik oder Therapie).

Therapie

Der Empfehlung von Hippokrates »Wo Eiter ist, dort entleere ihn« ist auch heutzutage noch uneingeschränkt zuzustimmen. Dies bedeutet, dass die entscheidende Therapiemaßnahme meist im Eröffnen des Abszesses (manuell bzw. operativ), Abfließenlassen des Eiters und in der Gewährleistung des weiteren Abflusses besteht. Eine Antibiotikatherapie (zusätzlich zur operativen Eröffnung oder als alleinige Therapiemaßnahme) muss immer kritisch erwogen werden.

Wie Sie mit Abszessen umgehen

- Behandeln Sie Abszesse oder Furunkel im Gesichtsbereich nicht ohne ärztliche Anleitung. Größere, tief liegende oder symptomatische Abszesse (mit Fieber, Spannungsschmerzen, lokalen Entzündungszeichen) bedürfen ebenfalls immer der ärztlichen Versorgung.

- Falsche Therapiemaßnahmen (z. B. Ausdrücken) können zu schwerwiegenden Folgekrankheiten führen.

Kleinere Abszesse der Haut (außerhalb des Gesichtsbereichs) bedürfen in der Regel keiner ärztlichen Behandlung.

So hilft Ihnen die Komplementärmedizin

Kühlung

Damit sich der Abszess nicht weiterentwickelt, sollten Sie die betroffenen Regionen kühlen:

- Verwenden Sie dazu ein mit kaltem Wasser getränktes Tuch oder eine Kompresse.
- Sie können auch Heilerde, die Sie mit Essigwasser versetzen, aufbringen. Geben Sie einen ½ Esslöffel Essig auf einen ½ Liter Wasser und rühren Sie Heilerde ein, bis eine Paste entsteht. Diese Paste streichen Sie auf die betroffene Region und lassen sie ca. 30 Minuten einwirken. Danach spülen Sie die angetrocknete Paste mit klarem Wasser ab.

Erwärmung

Zur Öffnung und nachfolgenden Entleerung kleinerer Eiterherde oder Abszesse der Haut: Baden Sie die betroffene Region in warmem Salzwasser.

Lösen Sie dazu 1 Teelöffel Kochsalz in ca. 1 Liter 40–50 °C warmem Wasser auf.

Geeignete Salben

Tragen Sie eine sogenannte Zugsalbe (Wirkstoff: sulfiertes Schieferöl; Ammoniumbituminosulfat) oder eine Salbe mit Waldbingelkraut (Wirkstoff: *Mercuralis perennis*) mehrmals täglich (bzw. über Nacht) auf die betroffene Stelle auf.

Zugsalbe entfaltet ihre Wirkung durch Hemmung der Entzündungsreaktion und Förderung der Durchblutung; Waldbingelkraut wirkt entzündungshemmend, abschwellend und antibakteriell.

Abwehrschwäche

Die zur Krebstherapie notwendigen Maßnahmen, wie Chemo- oder Strahlentherapie, bekämpfen nicht nur Krebszellen, sondern schwächen auch das Abwehrsystem (Immunsystem). Denn sie hindern nicht nur schnell wachsende Krebszellen, sondern auch gesunde Körperzellen am Wachstum. Dies betrifft u.a. schnell wachsende Vorstufen von Abwehrzellen im blutbildenden Knochenmark. Dadurch wird der Nachschub an funktionsfähigen Abwehrzellen aus dem Knochenmark in Blut und Gewebe vorübergehend reduziert, was mit einer verminderten Immunzellzahl bzw. -aktivität sowie mit erhöhter Infektanfälligkeit einhergehen kann. Erste Anzeichen einer behandlungsbedürftigen Infektion sind Temperaturen über 38 °C oder Schüttelfrost. Bei Fieber über 38 °C, schwerer Erkältung, Halsentzündung, Brennen beim Wasserlassen oder anderen Zeichen einer Infektion sollten Sie unbedingt den behandelnden Onkologen aufsuchen.

Die Auswirkungen auf das Immunsystem hängen von der Art und Dosierung der Chemotherapie sowie von Umfang und Dosierung der Strahlentherapie ab. Bitte fragen Sie Ihren behandelnden Onkologen bzw. Strahlentherapeuten nach eventuellen Vorsichtsmaßnahmen, die im Verlauf der Therapie ergriffen werden sollten!

Neben der notwendigen Krebstherapie kann es weitere Ursachen für eine Abwehrschwäche geben: Stress, seelische Belastungen, Bewegungsmangel, ungesunde Ernährung (zu wenig Vitamine und Ballaststoffe), Übergewicht, übermäßiger Konsum von Genussmitteln wie Alkohol oder Nikotin, Stoffwechselerkrankungen wie Diabetes mellitus sowie Verletzungen, um nur einige der möglichen Einflussfaktoren zu nennen.

Woran erkennt man eine Abwehrschwäche?

Falls Sie folgende Veränderungen an sich bemerken, könnten das Anzeichen einer Abwehrschwäche sein:

- allgemeines Schwächegefühl, Müdigkeit, Abgeschlagenheit;
- verminderte Leistungsfähigkeit;
- Appetitmangel, Gewichtsverlust;
- erhöhte Anfälligkeit für therapiebedürftige Infekte mit Bakterien, Viren, Pilzen, Parasiten.

Ob Ihre Beschwerden tatsächlich mit einem geschwächten Immunsystem zusammenhängen, kann Ihr Arzt mithilfe verschiedener Laboruntersuchungen des Blutes feststellen (z.B. kleines Blutbild, Differenzialblutbild, Immunstatus, Messung von Eiweißen wie bspw. Immunglobulinen und Akutphaseproteinen).

Therapie

Hat die Abwehrschwäche bereits zu einer Infektionskrankheit wie Lungen-, Nebenhöhlen- oder Blasenentzündung geführt, dann wird der Arzt je nach Erreger eine wirksame Therapie verordnen. Liegt ein bakterieller Infekt vor, wird ein Antibiotikum verschrieben, bei einer Pilzinfektion ein Antimykotikum und bei einem viralen Infekt ein Virostatikum. Daneben kann es bei sehr niedrigen Leukozytenzahlen sinnvoll sein, Wachstumsfaktoren oder Immunglobuline therapeutisch zu verabreichen.

- Wachstumsfaktoren stimulieren Wachstum, Ausreifung und Freisetzung von Leukozyten (Zellen des Blutes mit Abwehraufgaben).
- Immunglobuline sind körpereigene Eiweiße, die wichtige Abwehrfunktionen erfüllen. Sie können Bakterien, Viren oder Krebszellen markieren und abtöten.

So hilft Ihnen die Komplementärmedizin

Bewegung

Mäßiges, aber regelmäßiges Ausdauertraining (z. B. Gehen, Walken, Joggen, Radfahren, Schwimmen) oder körperliche Aktivität stärken das Immunsystem, das Herz-Kreislauf-System, das Hormonsystem und den Stoffwechsel. Dreimal pro Woche 45–60 Minuten Bewegung reichen aus, um insbesondere die körpereigene Abwehr und den Stoffwechsel anzukurbeln. (Damit tun Sie ebenfalls etwas zur Vorbeugung, um nicht [erneut] an Krebs zu erkranken.)

Maria

Flottes Gehen verbesserte meine Ausdauer

» *Ich war nie besonders sportlich. Und wenn ich sehe, wie andere locker durch die Gegend joggen, denke ich, das kann ich doch sowieso nicht. Daher war ich auch nicht besonders begeistert, als mein Onkologe mir empfahl, regelmäßigen Ausdauersport zu betreiben. Aber er meinte, man müsse keine Höchstleistungen erbringen, sondern solle – ganz im Gegenteil – nur so trainieren, dass man sich wohlfühle, ohne aus der Puste zu kommen. Ich bin zu Anfang wirklich nur eine Viertelstunde spazieren gegangen und habe mich dann auf eine Bank an einen See ganz in der Nähe gesetzt. Ich habe die Dauer langsam ausgedehnt, so wie es eben ging. Mittlerweile kann ich eine Stunde relativ zügig marschieren und bin richtig stolz auf mich. Ich mache das jetzt auch bei jedem Wetter. Und ich merke, dass es mir guttut.* «

Abnehmen

Falls Sie abnehmen wollen, sollten Sie in der ersten Stunde nach Beendigung der Übungen nichts Kalorienhaltiges essen oder trinken. In dieser Phase ist Ihr Stoffwechsel sehr aktiv und »knabbert« an Ihren Fettreserven. Bei Aufnahme von kalorienhaltigen Speisen oder Getränken wird dieser Prozess gestoppt, da Sie dem Organismus »Energie« von außen zukommen lassen. Wasser bzw. kalorienfreie Getränke sind jederzeit erlaubt und wichtig!

Ernährung

Damit Ihr Körper und vor allem Ihr Immunsystem die Krebstherapie bzw. deren Folgen besser überstehen, ist eine ausgewogene Ernährung wichtig. Dazu gehören reichlich Obst, Gemüse und Getreide, die den Körper mit lebensnotwendigen Vitaminen, Spurenelementen, Ballaststoffen und Antioxidantien versorgen, die die Abwehrbereitschaft steigern. Machen Sie es sich beispielsweise zur Gewohnheit, mehrmals pro Woche ein Glas (200 ml) roten Saft, wie Tomaten-, Möhren- oder Traubensaft, zu trinken.

Trinken

Achten Sie unbedingt auch auf eine ausreichende Flüssigkeitsaufnahme (optimal 2–3 Liter pro Tag), vorzugsweise kohlensäurefreies Mineralwasser, Früchtetees oder Apfelsaftschorle (Mixgetränk, je zur Hälfte Apfelsaft und Mineralwasser).

Eberraute-Tee-Kur

Die Eberraute *(Artemisia abrotanum)* gehört botanisch zur Familie der Wermutpflanzen und ist ein heimisches Strauchgewächs. Sie ist ein pflanzliches Heilmittel der »Eifelmedizin« und wird traditionell (erfahrungsheilkundlich) angewendet zur Vorbeugung und Therapie von Infektionen, insbesondere mit viralen Erregern wie *Herpes simplex*. Laboruntersuchungen und klinische Studien mit Sportlern belegen die abwehrsteigernde Wirksamkeit von Eberraute-Tee. Sie können Ihre Abwehr mit einer mehrmaligen Eberraute-Tee-Anwendung stärken: Trinken Sie über drei Tage jeweils morgens und abends eine Tasse. Die restliche Woche pausieren Sie. In der nächsten Woche trinken Sie wieder über drei Tage den Tee usw. Bereiten Sie ihn zu, indem Sie einen 1 Teelöffel Eberraute-Tee in einen Teebeutel oder ein Teesieb geben, mit kochendem Wasser übergießen und 5 Minuten ziehen lassen. Bei Bedarf süßen Sie den Tee ein wenig mit (Kandis-)Zucker. Kostengünstigen und qualitätsgeprüften Eberraute-Tee aus biologischem Anbau erhalten Sie in der Apotheke (PharmaZentralNummer/PZN: 04088925). Eberraute-Tee aus dem osteuropäischen bzw. nichteuropäischen Ausland erfüllt dagegen meist nicht die deutschen Qualitätsanforderungen und kann gesundheitsgefährdende Verunreinigungen enthalten.

Geben Sie dem Eberraute-Tee bitte keine Säure zu (z. B. Zitronensaft), da ansonsten eiweißhaltige Bestandteile zerstört bzw. Wirkkomponenten in der Struktur verändert werden und nicht aufgenommen werden können.

Entspannung

Um gesund zu bleiben, braucht der Körper Zeiten der Ruhe. Stressfreie Phasen aktivieren das Abwehrsystem, Schlafmangel und Dauerstress hingegen führen zur Abwehrschwäche. Autogenes Training und andere Entspannungstechniken (u. a. Tai Chi, Yoga, Kunst- und Tanztherapie) helfen gegen innere Unruhe und negatives Denken.

Sauna oder Wechselbäder

Kneipp'sche Anwendungen (warme/kalte Wechselbäder, Duschen, Wassertreten) sowie Saunaanwendungen (zunächst Saunatauglichkeit prüfen und schonend beginnen, um das Herz-Kreislauf- und Gefäß-System nicht zu überfordern!) aktivieren schonend das Immunsystem und fördern die körperliche und darüber hinaus die psychische Stabilisierung.

Richtig Saunieren: Regelmäßige Saunabesuche stärken die Gesundheit, denn der Wechsel zwischen Hitze und Abkühlung trainiert das Herz-Kreislauf-System, aktiviert das Abwehrsystem und den Stoffwechsel und mindert effektiv den Alltagsstress. Dies gilt selbstverständlich auch für Krebspatientinnen und Krebspatienten nach abgeschlossener Akuttherapie (Operation, Chemo-, Antikörper- und Strahlentherapie).

Achtung: Kein Saunabesuch während der akuten Therapie! Es besteht erhöhte Infektionsgefahr. Zudem können Chemotherapien vereinzelt die Herz-Kreislauf-Funktionen beeinträchtigen.

Nach abgeschlossener Behandlung (ca. 10–12 Wochen nach Beendigung der akuten Therapie) muss jedoch kein Krebspatient auf das »Wohlfühlbad« verzichten.

Klären Sie aber immer mit Ihrem Arzt ab, ob ein Saunabesuch für Sie individuell unbedenklich ist! Damit Ihr Saunabesuch zum Wohlbefinden beiträgt, sollten Sie Folgendes beachten:

- Die ersten Saunagänge bei Temperaturen von 50–70 °C (optimal ca. 2–3 Minuten, zunächst die unteren Bänke benutzen, da es dort am kühlsten ist) oder in einer Dampfsauna.
- Angemessene Pausen einlegen (optimal nach jedem Saunabesuch etwa 30 Minuten).
- Bei regelmäßigen Saunabesuchen können die Temperatur (optimal nicht über 80 °C) und die Dauer (optimal ca. 15 Minuten) langsam gesteigert werden.
- Eine angemessene Abkühlung (diese sollte gleichmäßig und nicht zu plötzlich erfolgen und an Armen und Beinen beginnen) ist gesundheitsfördernd, auch für den Arm auf der an Brustkrebs operierten Seite.
- Auch bei Dauertherapien (z. B. Hormontherapie, Antikörpertherapien) sind Saunabesuche erlaubt.

- Bei Kombinationstherapien (z. B. Chemo- und Antikörpertherapie) sollten vor dem ersten Saunabesuch (danach in regelmäßigen Abständen, optimal alle 3 Monate) Herz- und Kreislauffunktionen überprüft werden.

Sauna bei Lymphödem nach Brustkrebsbehandlung: Generell ist ein Saunabesuch (unter Beachtung der genannten Vorsichtsmaßnahmen) auch mit Lymphödem nach Brustkrebsbehandlung möglich. Bei auftretenden Schwellungen (z. B. im Arm), Schmerzen oder Schwindel sollte der Saunagang sofort abgebrochen werden! Der betroffene Arm sollte ausgestreckt, hochgelegt und gekühlt werden und gegebenenfalls sollte ein Kompressionsstrumpf angelegt werden!

Vitamin C

Trinken Sie regelmäßig ein Glas heiße Zitrone. Das Vitamin C des Zitronensaftes wirkt antioxidativ, das heißt, es neutralisiert aggressive Sauerstoffmoleküle, die sogenannten freien Radikale. Entsaften Sie dazu eine Zitrone und geben Sie den Saft in ein Glas (0,2 Liter) heißes, nicht kochendes Wasser (ca. 60 °C, um die Bestandteile nicht zu zerstören), dann verrühren und trinken. Je nach Geschmack mit etwas Honig oder Zucker süßen.

Zink und Selen

Gut dokumentiert ist die abwehrsteigernde Wirkung von Zink und Selen, zweier lebensnotwendiger (essenzieller) Spurenelemente. Sowohl Zink- als auch Selenmangel kann die körpereigene Abwehrbereitschaft schwächen. Steuern Sie mit gezielter Ernährung oder entsprechenden Nahrungsergänzungsmitteln gegen. Haferflocken, Fisch und Fleisch enthalten viel Zink; Fisch, Fleisch, Sesam, Vollkorn und insbesondere Paranüsse enthalten viel Selen. Sie sollten jedoch nicht mehr als 1–2 Paranüsse pro Woche essen, da sie äußerst kalorienreich sind und als Fruchtspeicherorgane nicht nur Selen aus dem Boden anreichern, sondern auch unerwünschte Verunreinigungen aus dem Boden ansammeln können. Essen Sie daher vorzugsweise Paranüsse aus dem Reformhaus bzw. mit Bio-Gütesiegel. Nüsse können zudem mit Schimmelpilzgiften belastet sein.

Deutsche und internationale Fachgesellschaften empfehlen 10–20 mg Zink/Tag und 30–70 µg Selen/Tag, die über eine ausgewogene Ernährung problemlos aufgenommen werden können. Während der Chemo- und Strahlentherapie ist eine Dosierung von 300 µg Selen/Tag (optimal als Natriumselenit, das im Organismus sofort verfügbar und reaktionsbereit ist) empfehlenswert.

Kolostrum-Extrakt

Kolostrum (Kuhmilch, die in den ersten 72 Stunden nach der Geburt von Kälbern produziert wird) hat einen hohen Gehalt an Vitalstoffen. Kolostrum zeichnet sich durch ein optimales Profil der enthaltenen Vitamine, Mineralien, Spurenelemente, Aminosäuren, Immunglo-

Vorsicht!

Bei bösartigen systemischen Erkrankungen (u. a. Lymphomen, Leukämien) sowie bei allen Autoimmunerkrankungen (z. B. Hashimoto-Thyreoiditis, rheumatoide Arthritis, Morbus Crohn, Morbus Bechterew, Lupus erythematodes) sollte eine Misteltherapie nicht erfolgen, da kontrollierte Studien zur Unbedenklichkeit und Wirksamkeit bislang fehlen.
Darüber hinaus gibt es diverse, zum Teil sehr teure, Heilmittel oder Therapieverfahren, die werbewirksam zur Stärkung des Immunsystems angeboten werden, deren Wirksamkeit oder Unbedenklichkeit bisher aber noch nicht nachgewiesen wurde. Dazu gehören: Eleutherococcus (Taigawurzel), Echinacea (Sonnenhut), Thuja (Lebensbaum), Schüßler-Salze, Vitamin-/Spurenelementpräparate (sogenannte Mikronährstoffe oder Orthomolekulare Medizin), Eigenbluttherapie, Ganzkörperhyperthermie, Heilfasten, Colon-Hydro-Therapie (Darmspülung), Bioresonanztherapie, Frischzell- bzw. Organotherapien (Thymus, Leber, Milz). Hier ist Vorsicht geboten.

buline und Wachstumsfaktoren aus. Aufgrund seiner antioxidativen Wirkung ist Kolostrum-Extrakt (als LacVital erhältlich) in der Lage, gesundheitsschädliche Sauerstoffverbindungen (freie Radikale) zu neutralisieren. Dieser Effekt steigert die Aktivität bestimmter Immunzellen (Fresszellen), geht mit erhöhter körpereigener Abwehrbereitschaft einher und könnte klinisch relevant sein, um Infektionen zu verhindern bzw. zu bekämpfen. Studien im (Leistungs-)Sport zeigen, dass Kolostrum-Extrakt die Erholungsphase während der Wettkämpfe verkürzt und den Muskelaufbau fördert (durch den enthaltenen Wachstumsfaktor »Insulin-like growth factor« (IGF). Optimale Dosierung: zweimal täglich 10 ml (1 Messbecher), bzw. 2 Kapseln.

Probiotika

Probiotika (Bakterien bzw. Bakterienprodukte) aktivieren über das Immunsystem der Schleimhäute den gesamten Organismus. Sie sind in Joghurt bzw. Sauermilchprodukten enthalten, deren Verzehr empfehlenswert ist. Probiotika gibt es auch als Arzneimittel (z. B. Symbiolact, Symbioflor, Mutaflor, Omniflor). Diese Präparate sollten nur auf ärztliche Anordnung eingenommen werden.

Misteltherapie

Die Misteltherapie ist eine komplementärmedizinische Maßnahme, die u. a. ein geschwächtes Abwehrsystem normalisieren kann. Der gemeinsame Bundesausschuss (GemBA) hat definiert, wann eine Misteltherapie angezeigt ist und von den gesetzlichen Krankenkassen erstattet wird, z. B. zur Verbesserung der Lebensqualität bei fortgeschrittenen Krebsleiden. Die Mistelpräparate werden unter die Haut (subkutan) gespritzt. Wenden Sie sich an einen therapieerfahrenen Arzt, der die Anwendung anordnet und überwacht.

Kaufen Sie in der Apotheke

Sie erhalten fast alle in diesem Buch beschriebenen Arznei- oder Heilmittel in deutschen Apotheken. Falls das einmal nicht der Fall ist, wird gesondert darauf hingewiesen. Da deutsche Apotheken – einschließlich der deutschen Internetapotheken – behördlich auferlegte Qualitätsstandards erfüllen, insbesondere bezüglich biologischer und pharmazeutischer Qualität der verkauften Arznei- und Heilmittel, sollten Sie ausschließlich dort kaufen. Ausdrücklich zu warnen ist vor dem Kauf von preisreduzierten Medikamenten über Internetvertreiber bzw. über Apotheken aus Ländern, die nicht der europäischen Gemeinschaft (EG) angehören!

Akne

Die für Akne typischen Hauterscheinungen (Pickel, Pusteln, Papeln, Furunkel mit nachfolgender Narbenbildung) entstehen aufgrund von Entzündungen (Hauptverursacher ist das Bakterium *Propionibacterium acnes*) der Talgdrüsen der Haut. Verschiedene Medikamente der Krebstherapie (z. B. Kortison, Aromatasehemmer und Östrogenrezeptorblocker) und die Strahlentherapie (Auslöser von radiogener Akne) können mit akneähnlichen Hauterscheinungen einhergehen; insbesondere gilt dies für die sogenannten EGFR-Hemmer. Dies sind moderne Krebsmedikamente, die gezielt gegen Moleküle wirken, die die Krebsentstehung und das Krebswachstum fördern. Diese Moleküle heißen »epidermale Wachstumsfaktorrezeptoren« (englisch: epidermal growth factor receptor; abgekürzt: EGFR) und Krebsmedikamente, die sie hemmen, werden daher EGFR-Hemmer oder EGFR-Inhibitoren genannt (z. B. Tarceva, Iressa, Erbitux). EGFR-Hemmer können Nebenwirkungen an der Haut hervorrufen, z. B. Akne.

Da EGFR u. a. auch in Hautzellen vorkommen, führt eine Therapie mit EGFR-Hemmern bei ca. 75 % der behandelten Patienten zu akneähnlichen Hautveränderungen. Durch vorbeugende Maßnahmen (insbesondere Hautpflege) kann die Entstehung der typischen Hautveränderungen nicht verhindert, aber deutlich abgeschwächt werden.

Therapie

Bei der Entwicklung von Akne unter modernen Krebstherapien wird Ihr Arzt (Onkologe) Ihnen zur lokalen Anwendung eine Antibiotikumsalbe (Erythromycin oder Clindamycin) oder eine Zinksalbe, die antiseptisches Zinkoxid enthält, verordnen. Bei schwereren Verlaufsformen könnten auch Antibiotikagaben (gegen die entzündungsauslösenden Bakterien) bzw. andere medikamentöse Therapien (u. a. Isotretionin) nötig sein.

So hilft Ihnen die Komplementärmedizin

Hautpflege

Reinigen Sie die Haut täglich mit Wasser, allenfalls mit milden, fettlösenden Waschmitteln (z. B. Syndet) und seifenfreien Lotionen. Vitamin-A-Säuren können hilfreich sein, um die Ausführungs-

Vorsicht!

Akne-Pickel, -Pusteln oder -Furunkel sollten nur durch medizinisch geschultes Personal und nur in Ausnahmefällen »ausgedrückt« werden! Bei falscher Durchführung können größere Wunden, Abszesse, Infektionen sowie Narbenbildung die Folge sein. Furunkel im Gesichtsbereich bedürfen einer ärztlichen Therapie!

gänge der Talgdrüsen frei zu machen. Am besten für die Haut wäre es, gänzlich auf Make-up zu verzichten oder zumindest ausschließlich fettfreies Make-up zu benutzen. Zahnpasta dagegen ist kein empfehlenswertes Mittel gegen Aknepusteln oder Pickel.

Gesichtsdampfbad
Ein Gesichtsdampfbad pro Tag (optimal am Abend vor der Nachtruhe) öffnet die Poren und Talgdrüsen und sorgt damit für den Abfluss von Talg und Eiter. Es reinigt und desinfiziert die Haut. Füllen Sie dazu ungefähr 1 Liter kochendes Wasser in eine Schüssel und geben Sie 1 Teelöffel Kochsalz oder »Akne Dampfbad« (erhältlich in der Apotheke) hinzu. Halten Sie den Kopf in den aufsteigenden Dampf und decken Sie mit einem Handtuch Kopf und Schüssel ab. Beenden Sie nach 10 Minuten das Dampfbad mit einer Gesichtswäsche mit kaltem Wasser.

Ernährung
Versuchen Sie, Ihre Ernährung zu optimieren, indem Sie fettarme und vitamin- sowie spurenelementreiche Nahrungsmittel bevorzugen, wie beispielsweise Obst, Gemüse und Getreide. Rotes Obst und Gemüse (sowie deren Säfte) sind besonders empfehlenswert, da sie reich an Antioxidantien sind. Gemieden werden sollten insbesondere Nikotin, Alkohol und Kaffee sowie Wurst, Fleisch, Industriezucker (auch in Limonade bzw. Schokolade) und frittierte Speisen.

Lichttherapie
Eine Therapie mit kontrollierter UV-Bestrahlung kann hilfreich sein. Die Haut wird mit einer Dosis knapp unterhalb der Rötungsschwelle bestrahlt. UV-Licht-Überdosierung dagegen kann zum Aufblühen von Akne führen (der sogenannten Mallorca-Akne).

Natriumselenit
Sie können das in Trinkampullen erhältliche Natriumselenit (z.B. Cefasel, selenase, selen-loges, Seltrans) mehrmals täglich mit einem Wattetupfer auf Pusteln und Pickel geben. Die antioxidative Wirkung des Selens hemmt den Entzündungsprozess und trägt zum schnelleren Abheilen der Hautunreinheiten bei.

Zink
Durch Zinkmangel ausgelöste Abwehrschwäche kann Aknehautentzündungen begünstigen bzw. aufrechterhalten. Eine tägliche Zinkgabe (z.B. Zinkorotat, Zinkotase, Zink-ratiopharm) von 10–20 mg aktiviert Abwehrzellen (sogenannte Granulozyten), die für die Abwehr von Bakterien notwendig sind.

Teebaumöl
Lokal angewendet kann es die Heilung von Hautunreinheiten beschleunigen. Es ist u.a. antibakteriell wirksam und durchblutungsfördernd, sollte zwei- bis dreimal täglich als reines Teebaumöl oder als 5%-Lösung auf die betroffenen Hautstellen gegeben werden.

Allergie

Eine Allergie ist eine überschießende Reaktion des Abwehrsystems auf körperfremde Substanzen, sogenannte Allergene. Meist sind dies Eiweißbestandteile von Pflanzen (z. B. Pollen), Tieren (z. B. Haare, Speichel oder Kot) sowie bestimmten Nahrungsmitteln (z. B. Laktose, Hühner- bzw. Milcheiweiß).

Auch Medikamente (z. B. Zytostatika, Hormonrezeptorblocker und Hormonsynthesehemmer, Antikörper, Antibiotika) sowie Strahlenbehandlungen können allergieauslösend wirken. Allergisierungsgefahr geht insbesondere auch von komplementärmedizinischen Arznei- oder Heilmitteln pflanzlicher und tierischer Herkunft aus. Betroffen sind meist Haut und Schleimhäute, Lunge und Magen-Darm-Trakt. Die Symptomatik umfasst Rötung, Schuppung, Juckreiz, Wassereinlagerung (Ödembildung) von Haut und Schleimhäuten, Übelkeit, Erbrechen, Blähungen, Durchfall sowie Atemnot. Therapieassoziierte Allergien sind nicht vorhersehbar, allerdings gibt es Medikamentengruppen, die besonders allergisierend wirken, z. B. Antikörper und EGFR-Hemmer (Hemmer von Wachstumsfaktoren für Krebszellen).

Da Allergien durch überschießende Immunreaktionen ausgelöst werden, lindern abwehrschwächende Krebstherapien (z. B. Chemo-, Kortison- und Strahlentherapie) meist die Symptomatik; das heißt, unter der Krebstherapie geht die Neurodermitis, das allergische Asthma oder die Nahrungsmittelunverträglichkeit eher zurück, als dass sie stärker wird. Demzufolge sind zusätzliche Gaben z. B. von Antihistaminika oder Kortison bei bekannten Erkrankungen des allergischen Formenkreises unter Krebsstandardtherapien nicht nötig. Immuntherapien (z. B. komplementäre Verabreichung von Immunstimulanzien pflanzlicher oder tierischer Herkunft) hingegen können allergische Schübe auslösen oder verstärken und sind bei entsprechender Veranlagung nicht angezeigt!

Therapie

Sollte die Chemo- oder Strahlentherapie bei Ihnen zu Erkrankungen des allergischen Formenkreises führen, hängt die

Pollenallergie

- Vermeiden Sie den Kontakt mit den Allergenen!
- Lüften Sie, wenn der Pollenflug gering ist: in der Stadt morgens, auf dem Land abends.
- Gehen Sie nach Regengüssen ins Freie. Pollen und Gräserallergene liegen dann am Boden.
- Jeden Abend duschen und Haare waschen, damit Sie die Pollen nicht mit ins Bett nehmen.

ärztliche Behandlung von Schweregrad, Verlaufsform und betroffenem Organ ab und umfasst lokale Anwendungen (z. B. Aerosole für die Lunge; Salben und Lotionen für die Haut) sowie systemisch (im ganzen Körper) wirksame Medikationen (z. B. Antihistaminika, Kortison).

Erwin

Eberraute-Tee linderte meine Allergiebeschwerden

»*Nach einer Darmkrebstherapie entwickelte sich in den nachfolgenden Jahren eine zunehmende Allergie gegen Gräser und Pollen, die immer im Frühjahr meine Lebensqualität einschränkte. Insbesondere machten mir tränende, juckende und verquollene Augen, laufende Nase und Niesattacken zu schaffen, die mit einer Antriebslosigkeit und Schlappheit einhergingen. Mein Hausarzt verschrieb im Laufe der Jahre verschiedene Medikamente (z. B. Antihistaminika, Kortison, als Salbe, Spray oder in Tablettenform), ohne anhaltenden Erfolg. Da ich als wissenschaftlicher Mitarbeiter einer biologischen Arbeitsgruppe Zugang zur aktuellen Literatur hatte, habe ich mich auf die Suche nach einer Therapiemöglichkeit gemacht. Meine Nachforschungen ergaben vielversprechende klinische Hinweise auf die Wirksamkeit von Eberraute-Tee, und ich besorgte diesen über meine Apotheke. Ich habe in den kommenden Frühjahren regelmäßig Eberraute-Tee getrunken (2 Tassen pro Tag während der allergenbelasteten Zeit) und bin von den ehemals quälenden Symptomen nahezu vollkommen verschont geblieben.*«

So hilft Ihnen die Komplementärmedizin

Kolostrum-Extrakt

Kolostrum (Seite 20) enthält u. a. ein Eiweiß (Prolin Rich Protein, abgekürzt PRP), das die Zellmembranen von Mastzellen stabilisiert und die Freisetzung des allergieauslösenden Histamins (immunologischer Botenstoff) blockiert. PRP kann als Einzelsubstanz aus Kolostrum-Extrakt isoliert werden und wird derzeit in Studien getestet, um bei Wirksamkeit als Arzneimittel angewandt zu werden. Aus naturheilkundlicher Sicht ist auch das in den Kolostrum-Extrakten enthaltene PRP eine wirksame antiallergische Komponente, die bei regelmäßiger Anwendung die entsprechende Symptomatik deutlich abschwächen kann.

Eberraute-Tee
Die Eberraute enthält u. a. Pflanzenbestandteile, die Zellmembranen von Mastzellen stabilisieren und die Freisetzung des allergieauslösenden Histamins blockieren können. Diese Wirkung der Eberraute ist gut belegt und hat zur Suche nach weiteren wirksamkeitsbestimmenden (z. B. antiviralen, krebszellwachstumshemmenden, abwehrsteigernden) Komponenten der Pflanze angeregt. Trinken Sie morgens und abends eine Tasse.

Info:
- Deutsche Gesellschaft für Allergologie und klinische Immunologie: www.dgaki.de
- Deutscher Allergie- und Asthmabund: www.daab.de
- Ärzteverband Deutscher Allergologen e. V. (ÄDA): www.aeda.de

Analfissur

Analfissuren sind Einrisse der oberflächlichen Schleimhaut des Analkanals.

Sie werden zuweilen auch »Afterriss» oder »Geschwür (Ulkus)« genannt. Analfissuren entstehen meist durch mechanische Einflüsse, z. B. harten Stuhl oder verstärkten Schließmuskeldruck, und können durch Hämorrhoiden oder anhaltenden Durchfall begünstigt werden.

Analfissuren neigen zu Entzündungen. Dies führt zur Anspannung des Schließmuskels, wodurch es zum weiteren Einriss der Schleimhaut kommt. Analfissuren können zu Folgekrankheiten führen (z. B. Abszessen, Fisteln) und auch nach dem Abheilen erneut einreißen.

Analfissuren gehen meist mit ausgeprägten Symptomen, z. B. Schmerzen (besonders beim Stuhlgang), Juckreiz, Blutauflagerung am Kot einher. Durch die Schmerzen wird der Stuhl zurückgehalten, was zu Verstopfung führt.

Auch Medikamente der Krebsstandardtherapien können die Darmtätigkeit beeinflussen, zu Verstopfung führen und so die Entstehung von Analfissuren begünstigen, z. B. Zytostatika, Antihormone, Antikörper oder Schmerzmittel. Prinzipiell können all diese Substanzgruppen die Darmtätigkeit beeinflussen und so die Entstehung von Analfissuren begünstigen.

Therapie

Nichtoperative (konservative) Behandlungsansätze umfassen u. a. schmerzlindernde Salben oder Zäpfchen, die Ihnen Ihr Arzt verschreibt, mechanische Aufdehnungsverfahren zur Entlastung des Afterschließmuskels sowie Ernährungsoptimierung, Analhygiene und Anwendung von Sitzbädern zur Entspannung des Schließmuskels, die unten beschrieben werden. Bei Erfolglosigkeit der konservativen Verfahren ist oft eine Operation notwendig, beispielsweise die Ausschneidung der entzündlichen Analfissur, bei Bedarf kombiniert mit einer Schließmuskelerweiterung durch Dehnung.

Achtung: Analfissuren bedürfen einer fachkompetenten Therapie. Alternativmedizinische Verfahren, z. B. Homöopathie, Heilfasten, Anwendung von Analfissurstiften oder medizinischem Honig (Medihoney), haben bislang in klinischen Untersuchungen keine therapeutische Wirkung aufgezeigt und können demnach nicht empfohlen werden.

So hilft Ihnen die Komplementärmedizin

Da akute Analfissuren meist ohne Operation abheilen, sollten Sie die konservativen Behandlungsansätze konsequent nutzen:

Analhygiene

Reinigen Sie den After nach jedem Stuhlgang mit fließendem lauwarmem Wasser.

Sitzbäder

Um den Schließmuskel zu entspannen, können Sie mehrmals täglich Sitzbäder mit lauwarmem Wasser (10–20 Minuten) durchführen. Wenn Sie dem Wasser Calendulatee (Ringelblumenblüten), Kamillentee oder Eichenrindentee zufügen, wirkt das zusätzlich hautberuhigend und juckreizstillend. Sie können auch Calendulasalbe auftragen.

Stuhlregulation durch Ernährungsoptimierung

Idealerweise sollte der Stuhl weich, aber geformt sein, also nicht zu hart und auch nicht zu flüssig. Um dieses Ziel zu erreichen, sollten Sie ausreichend Ballaststoffe zu sich nehmen (enthalten in Vollkornprodukten, Weizenkleie, Obst und Gemüse etc.) und viel trinken. Neben Ernährungsoptimierung wird regelmäßige Aktivität empfohlen.

Brottrunk

Brottrunk wird laut Erfinder (W. Kanne) nach einem speziellen Verfahren unter Verwendung von Getreide aus kontrolliertem Anbau, Sauerteig sowie Quell- bzw. Brunnenwasser hergestellt. Als alkoholfreies Gärgetränk enthält Brottrunk neben Vitaminen, Spurenelementen und Mineralstoffen auch bioaktive Fermente (Enzyme) sowie lebende Milchsäurebakterien (Probiotika) (siehe Darmentzündung, Seite 57). Durch die Enzymaktivität kann harter Stuhl auf schonende Weise aufgeweicht werden, wodurch Verstopfungen gelindert oder samt Analfissuren verhindert werden können. Bei Krebspatienten kann Brottrunk des Weiteren hilfreich sein zur Regulation der Darmtätigkeit während bzw. nach Standardtherapien sowie zur Anregung des in der Schleimhaut ansässigen Abwehrsystems.

Albert

Sitzbäder linderten meine Beschwerden

» *Das war mir schon ziemlich peinlich, meinen Onkologen darauf anzusprechen, dass ich auf einmal so Schmerzen beim Stuhlgang hatte, und es hat auch oft so gejuckt. Weil ich das bisher noch nie hatte, war mir schon irgendwie klar, dass das wohl mit der Chemotherapie zusammenhängen muss. Der Onkologe meinte, Verstopfung sei leider eine Nebenwirkung der Zytostatika und empfahl mir, viel zu trinken und viel Obst, Gemüse und Ballaststoffe zu essen, damit der Stuhl nicht zu hart wird. Gegen den Juckreiz sollte ich warme Sitzbäder mit Eichenrindentee machen. Das war tatsächlich sehr angenehm, es juckte nicht mehr so und war auch entspannend.* «

Angstzustände

Angst vor konkreten Bedrohungen ist eine natürliche Schutzfunktion. Behandlungsbedürftig wird Angst dann, wenn sie Handlungsfähigkeit und Lebensfreude auf Dauer einschränkt. Die Diagnose »Krebs« trifft Menschen meist völlig unerwartet und versetzt sie in Angst. Im Moment der Diagnose (sowie im Verlauf der Therapie und Nachsorge) wird der Glaube an die eigene Gesundheit zerstört und es tauchen Schreckensvisionen und viele beängstigende Fragen auf. Die Angst wird oft zum ständigen Begleiter der nachfolgenden diagnostischen und therapeutischen Maßnahmen.

Verstärkt werden Angstzustände durch unsachliche Berichterstattungen in den Medien oder durch Erfahrungen mit Krebserkrankten im eigenen Umfeld. Insbesondere ungünstige Krankheitsverläufe prägen die eigenen Erwartungen, auch bei nicht vergleichbaren Erkrankungsarten, Erkrankungsstadien bzw. Therapieansätzen.

Krebspatienten durchleben vielfältige Ängste, insbesondere während der Behandlungsphasen, aber auch nach deren Abschluss, z. B. die Angst,

- verlassen zu werden,
- minderwertig zu sein,
- nicht alle Therapiemöglichkeiten ausgeschöpft zu haben,
- nicht optimal therapiert zu sein,
- noch Krebszellen im Körper zu haben,
- dass in Kürze der Krebs zurückkommt,
- in Zukunft eine Therapie zu verpassen.

Ängste können sich in verschiedenen körperlichen und seelischen Symptomen ausdrücken, z. B. als Herzrasen, Schweißausbrüche, Atemnot, Schwindelgefühle, Magen- und Darmprobleme, Schlafstörungen. Dazu gesellen sich häufig Nervosität, Zittern, Anspannungsgefühl, Gereiztheit, Konzentrationsstörungen oder das Gefühl völliger Erschöpfung (siehe Müdigkeitssyndrom, Seite 109).

Therapie

Neben einer psychoonkologischen oder psychotherapeutischen Begleitung kann eine medikamentöse Therapie angezeigt sein, z. B. mit Antidepressiva oder angstlösenden (anxiolytischen) Medikamenten. Diese sollte ausschließlich auf ärztliche Anordnung erfolgen.

So hilft Ihnen die Komplementärmedizin

Psychoonkologie

Ängste und depressive Verstimmungen schwächen nahezu alle Körperfunktionen, insbesondere auch das Immunsystem, und können die Heilung erschweren. Eine gezielte therapeutische Begleitung ist deshalb erforderlich. Die Psychoonkologie ist hierbei eine sinnvolle Unterstützung, insbesondere während der Akutphase von der Diag-

nosestellung bis zum Ende der Standardtherapie (Operation, Chemo- und Strahlentherapie) und auch in der Nachsorge. Psychoonkologische Therapiemaßnahmen sind komplementäre (ergänzende, die Standardtherapie optimierende) Verfahren, die für sich allein Krebs nicht beeinflussen und keinesfalls heilen können. Sie leisten aber einen wesentlichen Beitrag zum Gesundungserfolg und sollten im Rahmen eines ganzheitlichen Behandlungskonzeptes immer in Erwägung gezogen werden. Eine erforderliche psychoonkologische Begleitung von Krebspatienten wird von den Krankenkassen finanziert. Adressen von Psychoonkologen erhalten Sie u. a. bei den Krankenkassen, bei der Deutschen Krebsgesellschaft Berlin, sowie der Deutschen Krebshilfe/Dr. Mildred Scheel Stiftung Bonn, und beim Krebsinformationsdienst des Deutschen Krebsforschungszentrums (DKFZ) in Heidelberg. Auch ortsansässige Selbsthilfegruppen können eine erste Anlaufstelle sein und bei Bedarf weitervermitteln.
Die psychoonkologische Therapie hilft beispielsweise dabei, eigene Ressourcen und Kraftquellen (wieder) zu entdecken und zu nutzen – sich z. B. an erfolgreich bewältigte Situationen zu erinnern. Gemeinsam mit dem Therapeuten können angstmachende Fragestellungen besprochen oder Therapiemöglichkeiten geplant werden, z. B. was man tun will, wenn der Therapieerfolg ausbleiben, man einen Rückfall erleiden oder die Erkrankung fortschreiten sollte. Zum Teil werden weitere psychoonkologische Verfahren wie Visualisieren nach Simonton, Körperpsychotherapie, Gesprächstherapie oder künstlerische Therapien zur Behandlung eingesetzt.

Entspannung
Wenn Sie von Ängsten geplagt werden, helfen Entspannungsmethoden Ihnen dabei, Stress abzubauen und sich gezielt zu entspannen. Hier gibt es sehr vielfältige Möglichkeiten. Welches Verfahren Ihnen persönlich zusagt, können Sie nur selbst ausprobieren und herausfinden. Für viele Menschen ist körperliche Aktivität und Bewegung in der Natur entspannend und harmonisierend. Bei der progressiven Muskelentspannung nach Jacobson werden ebenfalls zunächst Muskeln gezielt angespannt, um danach leichter entspannt zu werden. Anderen Menschen wiederum hilft es, sich ganz nach innen zu kehren, um zur Ruhe zu kommen, zum Beispiel durch autogenes Training oder Meditation. Physiotherapeutische Maßnahmen wie Massagen können ebenfalls entspannend wirken.

Kreatives Schaffen
Sich kreativ auszudrücken und seine Ängste sichtbar zu machen, kann sehr befreiend wirken. Probieren Sie aus, welche Ausdrucksform Ihnen liegt: Malen Sie gern? Oder erschaffen und formen Sie lieber etwas mit Ihren Händen? Schreiben Sie Tagebuch? Oder ist es die Musik, bei der Sie Ihren Gefühlen freien Lauf lassen können? Vielleicht ist freies Tanzen eine mögliche Ausdrucksform. Wenn Sie

jetzt denken. »Das kann ich doch alles nicht, ich bin überhaupt nicht kreativ«, ist das die beste Voraussetzung, um es einfach auszuprobieren – es geht nämlich nicht darum, künstlerisch Wertvolles zu erschaffen, sondern darum, ein Ventil für angestaute Gefühle zu finden. Sorgen Sie gut für sich. Wenn die Ängste sich lösen und aufbrechen, sollten Sie einen Psychotherapeuten oder engen Vertrauten haben, der Sie begleitet und für Sie da ist.

Sich informieren

Beschäftigen Sie sich damit, rationale Informationen einzuholen über die zutreffende Krebserkrankung (z. B. Brustkrebs, Darmkrebs, Prostatakrebs), über deren Verlauf, Diagnostik, Behandlungsmöglichkeiten, damit verbundene Risiken, Nachsorge und Prognose. Viele Ängste können gemindert werden, wenn eine patientengerechte Information erfolgt ist. Dazu gehört auch, die Ängste und Befürchtungen zu konkretisieren. Wenn eine Angst greifbar wird, lassen sich therapeutische Wege zur Bewältigung finden.

Übung zur körperlichen Beruhigung

Atmen Sie einige Male ein und aus und konzentrieren Sie sich auf Ihre Mitte. Reisen Sie nun mit Ihrer entspannten Vorstellung zu den adrenalinproduzierenden Nebennieren, die sich am oberen Ende Ihrer Nieren befinden und wie kleine rosafarbene Hauben aussehen. Sie könnten sich vorstellen, dass jede dieser beiden Drüsen einen Hahn besitzt, ähnlich wie ein Wasserhahn. Dieser Hahn lässt sich auf- und zudrehen, um mehr oder weniger Adrenalin in den Körper fließen zu lassen. Machen Sie einen tiefen und langsamen Atemszug und zeigen Sie so Ihrem Körper, dass er sich nun gefahrlos entspannen kann und es für ihn heilsam ist, sich zu entspannen. Sehen Sie vor Ihrem inneren Auge, wie sich der Adrenalinhahn langsam schließt, ganz langsam, bis der Botenstoff nur noch langsam tropft … tropf … tropf … tropf … gerade so, wie er es für einen entspannten Rhythmus benötigt. Spüren Sie, wie sich Ihr Körper erlaubt, ganz langsam zu entspannen, Ihr Atem ruhiger und langsamer wird, während Sie sich weiterhin in einem angenehmen und entspannten Zustand befinden. Sie fühlen, wie die Gesichtsmuskeln weich geworden sind und langsam alle Anspannung verschwindet, während Ihre Hände sich angenehm erwärmen. Fühlen Sie den Zustand von Ruhe, der durch Ihren Körper fließt, während Sie die Kontrolle über Ihren inneren Raum gewinnen und sich darüber freuen, Ihre Reaktionen auf Ihre Gedanken so fein abstimmen zu können. Jedes Mal, wenn Sie diese Reise in Ihren Körper machen, wird es Ihnen gelingen, noch ruhiger und gelassener zu werden.

Aphthen

Aphten sind zum Teil extrem schmerzhafte Entzündungen, die in der Mundschleimhaut sowie in der Speiseröhre auftreten. Meist sind sie von einer weißlich gelben Flüssigkeit bedeckt. Sie heilen meist nach 7–14 Tagen spontan ab, behindern in dieser Zeit aber wegen der Schmerzen die Nahrungsaufnahme und das Sprechen. Krebstherapien schädigen neben den Krebszellen auch andere schnell wachsende Körperzellen (u.a. der Schleimhäute und des Immunsystems). Dies führt zur lokalen Abwehrschwäche in den Schleimhäuten, was als Ursache für die Ansiedlung von Viren und die Entstehung von Aphthen diskutiert wird.

Therapie

Schmerzstillende und entzündungshemmende Mittel werden lokal (Salbe/Spray) oder als Tabletten verabreicht. Antibakterielle und schmerzstillende Spüllösungen sowie Virostatika sollten nur unter ärztlicher Anleitung angewandt werden. Sofort schmerzlindernd wirken Laserbehandlungen oder Ätzungen, von HNO- oder Zahnärzten durchgeführt.

So hilft Ihnen die Komplementärmedizin

Mundhygiene

Putzen Sie sich regelmäßig die Zähne mit einer weichen Zahnbürste, säubern Sie die Zahnzwischenräume mit Zahnseide und spülen Sie den Mund mit Kamillen-, Minze- oder Salbeitee bzw. Kamillosan, das wirkt entzündungshemmend und antibakteriell. Reduzieren Sie übermäßigen Stress und achten Sie auf ausreichend Entspannung und Erholung.

Myrrhetinktur

Myrrhetinktur wirkt, wenn sie mehrmals täglich lokal mit einem Wattetupfer aufgetragen wird, desinfizierend, adstringierend und schmerzlindernd.

Propolis

Propolis ist ein von Honigbienen gesammeltes und verarbeitetes »natürliches Antibiotikum«, das in Apotheken als 10%ige Propolislösung erhältlich ist. Es wird mehrmals täglich auf die Aphthen aufgetragen und legt einen lang haftenden, schmerzstillenden Film über die Entzündungsherde.

Lakritze

Die entzündungshemmende Wirkung der traditionellen Heilpflanze Lakritze hat sich auch in der komplementären, unterstützenden Behandlung von Aphthen bewährt.

Achtung: Verfahren mit zweifelhaften Unbedenklichkeits- oder Wirksamkeitsnachweisen sind u.a. Darmsanierung, Colon-Hydro-Therapie (Darmspülung), Heilfasten, Akupunktur, Bioresonanz und Homöopathie.

Appetitlosigkeit

Appetitlosigkeit, nachlassender Appetit oder vorzeitiges Sättigungsgefühl sowie Abneigung gegen bestimmte Nahrungsmittel treten bei vielen Krebspatienten vor, während und nach der Therapie auf. Dies führt in vielen Fällen zu einer ungewollten und zum Teil bedrohlichen Gewichtsabnahme, oft bereits vor der Diagnosestellung.

Appetitlosigkeit tritt insbesondere im Rahmen der Krebs-Standardtherapien auf (z. B. während oder nach einer Operation, Chemo-, Strahlen- oder Schmerztherapie). Chemo- und Strahlentherapien zerstören neben Krebszellen auch andere Körperzellen, z. B. Schleimhautzellen, Abwehrzellen oder Haarwurzelzellen. Dies führt beispielsweise zu Schleimhautschäden im Magen-Darm-Trakt, die mit eingeschränkter Nahrungsaufnahme (Schmerzen beim Essen) und Nahrungsresorption (reduzierte Aufnahme wegen Schleimhautdefekten, Fehlen von Verdauungssäften) einhergeht. Des Weiteren kommt es therapiebedingt zu einer Überlastung des Stoffwechsels (durch Zellabbauprodukte), die zur Appetitlosigkeit beiträgt.

Therapie

Zunächst sollte die Ursache der Appetitlosigkeit geklärt werden (z. B. Übelkeit, Erbrechen, Verstopfung, Durchfall, Geschmacksstörung, Völlegefühl), da dies die Grundlage einer individuellen Therapie ist. Der Symptomenkomplex »Appetitlosigkeit bei Krebspatienten« sollte nach Möglichkeit von verschiedenen Fachdisziplinen (interdisziplinär) therapiert werden.

Medikamente: Medikamentöse Therapien gegen die verschiedenen Facetten der Appetitlosigkeit erfolgen je nach Indikation.

So hilft Ihnen die Komplementärmedizin

Ernährungstherapie, psychologische oder psychoonkologische Begleitung und Anleitung zu körperlicher Aktivität stehen im Vordergrund. Darüber hinaus gibt es pflanzliche und homöopathische Präparate, die Ihnen helfen können.

Ernährungstherapie

Fachbezogen ausgebildete Ernährungsberater stellen individuelle Ernährungsprogramme zusammen, die den Kalorienbedarf sowie den Nährstoffbedarf der Patienten berücksichtigen. Eine Ernährungsberatung ist bei gegebenem Bedarf eine Kassenleistung.

Psychoonkologische Begleitung

Als komplementärmedizinische Therapieoptimierung bei Appetitlosigkeit bieten sich diverse psychoonkologische Maßnahmen an, z. B. Entspannungsübungen oder Körperpsychotherapien. Auch die psychoonkologische Betreuung ist eine Kassenleistung.

Heike

Dronabinol-Tropfen brachten meinen Appetit zurück

» *Ich leide an einem nicht operablen Bauchspeicheldrüsenkrebs, der seit ca. sechs Monaten mit einer Chemotherapie behandelt wird. Die starken Bauchschmerzen, die in Rücken und Gesäß ausstrahlten, sind durch die Chemotherapie erträglich geworden. Allerdings traten unter der Chemotherapie verstärkt Übelkeit, Appetitlosigkeit, Geschmacksveränderungen und Erbrechen auf, die zu einem starken Gewichtsverlust führten. Mein Onkologe hat alles Mögliche ausprobiert, aber nichts hat überzeugend geholfen. Durch einen Zufall erfuhr ich bei einer Patientenveranstaltung von den Anwendungsgebieten von Dronabinol, dem Wirkstoff aus Cannabis. Da dies genau auf meine Symptomatik zutraf, besprach ich diese Therapie mit meinem betreuenden Onkologen. Er rezeptierte mir Dronabinol-Tropfen, die in der Apotheke hergestellt wurden und deren Kosten meine Krankenkasse komplett übernahm. Ich begann, täglich zweimal 5 Tropfen einzunehmen, und verspürte nach 3–4 Tagen ein deutliches Nachlassen der Symptomatik, einschließlich der Schmerzen. Ich konnte meine Nahrungsaufnahme langsam steigern und habe, wie gewünscht, an Gewicht zugenommen.* «

Körperliche oder kreative Aktivität
Die Anleitung zu körperlicher oder kreativer Aktivität kann dazu beitragen, den Symptomenkomplex der Gewichtsabnahme positiv zu beeinflussen.

Dronabinol
Diese Komponente des Hanfs kann entsprechend dem gut erforschten Wirkungsspektrum eingesetzt werden, u. a. als brechreizhemmende (antiemetische), angstlösende (anxiolytische), schmerzhemmende (analgetische) und appetitanregende Substanz. Die Einnahme von Dronabinol erfolgt ausschließlich auf Anweisung des verordnenden Arztes und muss individuell dosiert werden. Die Wirksamkeit von Dronabinol bei Appetitlosigkeit, Erbrechen und Gewichtsverlust (insbesondere unter bzw. nach Krebsstandardtherapien wie Chemo- und Strahlentherapie) ist in wissenschaftlich fundierten Studien klinisch belegt. Es kann von jedem Arzt über ein Betäubungsmittelrezept verordnet werden; private Krankenversicherungen erstatten die Kosten.

Pflanzliche Hilfen
Zur medikamentösen Therapie der Appetitlosigkeit unterschiedlicher Ursachen gibt es diverse Empfehlungen auf Pflan-

zenbasis, u.a. Artischockenblätter bzw. -extrakt, Ingwerwurzelstock, Pfefferminzblätter, Enzianwurzel, Schafgarbe, Wermutkraut. Die Kräuter sind einzeln oder als Gemische erhältlich.

Pflanzliche Bitterstoffe, z.B. Baldrianrinde, Zimtrinde, Kardamom, Mariendistel oder Enzianwurzel, verursachen einen vermehrten Speichelfluss, verbessern die Produktion von Gallen- und Bauchspeicheldrüsensekreten sowie die Motorik des Magen-Darm-Traktes.

Homöopathie

Bei anhaltender Übelkeit mit Brechreiz haben sich insbesondere die homöopathischen Arzneimittel Ipecacuanha D4–D6 oder *Nux vomica* D4–D6 als lindernd erwiesen. Die Therapie ist unbedenklich und ohne Wechselwirkungen mit Krebsmedikationen.

Kräuter-Avocado-Quark

Für 1 Person

ca. 15 Min.

- 125 g Quark, 20 % Fett
- 30 ml Milch, 3,5 % Fett
- 1 Lauchzwiebel
- 1 TL Kerbel (frisch)
- 1 TL Dill (frisch)
- 1 TL Schnittlauch (frisch)
- ¼ Avocado
- Salz, Pfeffer (frisch gemahlen)
- 5 ml Zitronensaft (1 TL)
- 1 Prise Zucker

- Den Quark mit der Milch schaumig aufschlagen.

- Lauchzwiebel putzen, waschen und fein hacken. Kerbel und Dill fein hacken, Schnittlauch in feine Röllchen schneiden.

- Avocado vierteln, den Stein und die Schale entfernen. Ein Viertel des Fruchtfleisches in kleine Würfel schneiden.

- Die Avocadowürfel, die gehackten Kräuter, Salz, Pfeffer und Zitronensaft in eine Schüssel geben und verrühren. Mit einer Prise Zucker abschmecken. Zum Schluss den Quark hinzugeben und vorsichtig unterrühren.

Das passt dazu Pellkartoffeln, Bratkartoffeln, Ofenkartoffeln oder frisches Baguette.

Nährwerte:

242 kcal • 18 g E • 14 g F • 10 g KH

Wenn der Appetit fehlt

- Suchen Sie die Nahrungsmittel in dieser Zeit nicht danach aus, ob sie gesund sind, sondern danach, ob Sie Lust darauf haben.
- Häufige kleinere Mahlzeiten sind erlaubt. Essen Sie immer, wenn ein Hungergefühl auftritt – auch der nächtliche Gang zum Kühlschrank ist erlaubt.
- Halten Sie kleine Gerichte (Snacks) bereit, falls Sie plötzlich Appetit bekommen.
- Richten Sie die Speisen appetitlich an (»das Auge isst mit«).
- Starke Essensgerüche, vor allem nach Fleisch und Fett, können leicht den Appetit verderben.
- »Kaloriensünden« wie Sahne und Butter sind jetzt ausdrücklich erwünscht. Geben Sie beispielsweise ein Stückchen Butter zum gedünsteten Gemüse oder einen Schuss Sahne an die Soße.
- Trinken Sie möglichst nichts vor oder während der Mahlzeit, sonst sind Sie schon vorzeitig satt.
- Variieren Sie Umgebung, Zeit und Ort der Mahlzeiten.
- Ablenkung (z. B. essen in Gesellschaft) ist oft hilfreich.
- Körperliche Aktivität ist appetitanregend.

Arthrose (Gelenkbeschwerden)

Eine Arthrose (Gelenkverschleiß) ist eine nichtentzündliche, schmerzhafte und zunehmend funktionsbehindernde Gelenkveränderung, die meist durch Abnutzung entsteht. Arthrosen können in allen Gelenken auftreten, am häufigsten betroffen sind die Wirbelsäule, Hüft-, Knie-, Hand- oder Fußgelenke.

Achtung: Bei folgenden Verfahren wurde bisher nicht ausreichend nachgewiesen, dass sie unbedenklich bzw. bei der Erkrankung überhaupt wirksam sind: Eigenbluttherapie, Schlangengifttherapie, hochdosierte Vitamingaben, Einnahme von Teufelskrallenextrakt, Kieselerde oder wilder Hirse, Ernährungstherapie nach Hildegard von Bingen, Bioresonanz- oder Magnetfeldtherapie.

Im Gefolge von Krebstherapien (Chemo-, Strahlen- und insbesondere Antihormontherapie) kommt es gehäuft zu arthrotischen Gelenkbeschwerden. Dies wird mit der Funktionseinbuße von Schleimhautzellen in den Gelenken infolge der Therapien erklärt. Diese sind u. a. für die Freisetzung von »Gelenkschmiere» (Hyaluronsäure) verantwortlich. Weil die Gelenkschmiere fehlt, nutzt sich die Knorpelsubstanz zu stark ab, was zunächst zu belastungsabhängigen Schmerzen führt: Vor allem morgens oder zu Beginn einer Bewegung tritt der sogenannte Anlaufschmerz auf. Schreitet die Arthrose weiter fort, schmerzen die Gelenke auch nachts und in Ruhe.

Therapie

Medikamentöse Therapien zur Linderung von Arthrosebeschwerden sind u. a. Schmerzmittel, z. B. sogenannte nichtsteroidale Antirheumatika (NSAR) wie Paracetamol, Acetylsalicysäure, Ibuprofen, Diclofenac, oder Schmerzmittel vom Morphintyp, wie Tramal, Valoron N oder Temgesic.

Bedarfsabhängige Therapien umfassen u. a. operative Verfahren (von der Gelenkversteifung bis hin zum Gelenkersatz), strahlentherapeutische Ansätze (z. B. Radiosynoviorthese mittels beta-Strahler zur Inaktivierung überaktiver Zellen der Gelenkschleimhaut), Hyaluronsäureinjektion in das betroffene Gelenk, Physiotherapie sowie Krankengymnastik.

Info:

- Deutsche Arthrose-Hilfe: www.arthrose.de
- Deutsches Arthrose Forum: www.deutsches-arthrose-forum.de
- Arthrose Selbsthilfe bundesweit: www.arthroseselbsthilfe.de

So hilft Ihnen die Komplementärmedizin

Ernährungs- bzw. Gewichtsoptimierung, individuell angepasste körperliche Aktivität sowie bedarfsangepasste physiotherapeutische Maßnahmen (z. B. Kühlung, Bewegungs- und Schmerztherapie, Lymphdrainage) sind die Basis weiterer Therapien, die im Folgenden aufgelistet sind:

Akupunktur

Mehrere Studien haben einen positiven Effekt der Akupunktur auf Schmerzsymptome aufgezeigt. Dies hat dazu geführt, dass diese Therapieform bei der Indikation Schmerz, u. a. Gelenkschmerz, in das Leistungsspektrum der gesetzlichen Krankenkassen aufgenommen wurde, d. h. erstattet wird. Hinterfragen Sie immer die Expertise (Ausbildung und Erfahrung) des Akupunkteurs! Zuweilen spiegeln Ausbildungszertifikate nicht den tatsächlichen Kenntnisstand wider.

(Dem Zertifikat sollte eine mindestens 200-stündige Weiterbildung zugrunde liegen, weitere Informationen finden Sie bei der Deutschen Gesellschaft für Akupunktur e. V. [www.dgfa.de] und der Deutschen Ärztegesellschaft für Akupunktur e. V. [www.dägfa.de].)

Equinovo® / Equizym® MCA – Schutzfilm für die Gelenke

Klinische Untersuchungen belegen den Nutzen der komplementärmedizinischen Anwendung einer Spezialkombination (Equinovo®; Equizym® MCA) aus Selen, pflanzlichen Enzymen (Bromelain aus Ananas und Papain aus Papaya) und Linsenextrakt bei Brustkrebspatientinnen, die sich einer adjuvanten Chemo- und Strahlentherapie unterzogen. Die Patientinnen wurden in zertifizierten Brustzentren gemäß Leitlinie behandelt. Patientinnen der Studiengruppe erhielten zusätzlich die oben erwähnte komplementärmedizinische Spezialkombination.

Equinovo®

Equinovo® ist die Weiterentwicklung von Equizym® MCA mit der doppelten Menge an Inhaltsstoffen pro Tablette. Die dennoch etwas kleinere, gut schluckbare Tablette zeigte in unseren Untersuchungen eine erleichterte Einnahme. Dies ist besonders für die Langzeiteinnahme (1 × 2 oder 2 × 1 Tabletten pro Tag) von Vorteil. Die in Equinovo® oder Equizym® MCA enthaltenen Komponenten Natriumselenit und Bromelain sind auch als Einzelsubstanzen verfügbar (Natriumselenit z. B. Cefasel, selenase, selen-loges, Seltrans; Bromelain z. B. Bromelain-POS, Phlogenzym mono, Traumanase), allerdings ohne weitere Wirkkomponenten wie z. B. Papain und Linsenextrakt.

Die Verträglichkeit der Chemo- und Strahlentherapie war in der Studiengruppe signifikant besser als in der Kontrollgruppe. Die verbesserte Verträglichkeit der Therapie war die Folge von verminderten Nebenwirkungen wie z. B. arthrotische Gelenkbeschwerden. Es wurden keine unerwünschten Nebenwirkungen der komplementärmedizinischen Behandlung beobachtet.

Bei der Behandlung von arthrotischen Gelenksbeschwerden unter bzw. nach Krebsstandardtherapien, insbesondere im Falle antihormoneller Therapien bei Brust- und Prostatakrebs, hat sich die schleimhautstabilisierende Wirkung von Equinovo® oder Equizym® MCA als lindernd erwiesen. Es enthält u. a. *Lens culinaris*-Lektin (Eiweiß aus Linsen), das die Zellen der Gelenkschleimhaut dazu stimuliert, körpereigene Eiweiße freizusetzen, die einen Schutzfilm über die Gelenkschleimhaut legen. Dosierungen von 10–20 mg Linsenextrakt pro Tag reichen aus, um die Gelenkschleimhaut zu aktivieren.

Der therapeutische Effekt der oralen Aufnahme von pflanzlichen Lektinen (z.B. aus Linsen, Erbsen) wird durch die Aktivierung Flüssigkeit freisetzender Zellen und Drüsen (z.B. Becher- oder Synovialzellen, Schleimdrüsen) in Schleimhäuten hervorgerufen. Dies führt bei alters- oder medikamentenbedingter Minderung der Flüssigkeitsfreisetzung zur Reaktivierung dieser befeuchtenden Funktion.

Das ebenfalls enthaltene Natriumselenit scheint geeignet, als starkes Antioxidans die Arthrosetherapie durch Linsenlektin zu optimieren. Schmerzhafte, arthrotische Gelenkveränderungen werden auch durch freie Radikale ausgelöst und aufrechterhalten. Die entzündungsfördernde Wirkung der freien Radikale in den Gelenken wird durch Natriumselenit neutralisiert, die Entzündungsreaktion lässt nach bzw. wird beendet.

Kerstin

Die Equinovo®-Einnahme half gegen meine Schmerzen.

» *Vielen Dank auf diesem Wege noch einmal für den Vortrag. Das Equinovo® hat mich wieder auf den Weg gebracht. Die Schmerzen in Sehnen, Muskeln und Gelenken sind nur noch ganz selten da, deutlich weniger intensiv und ich kann nun Ihren Rat umsetzen und gehe zwei- bis dreimal die Woche mit dem Hund walken. Inzwischen bin ich schon fast süchtig danach und es tut gut, durch die Felder und Wälder zu walken.«*

Peter

Equinovo® machte mich wieder beweglich

»Ich weiß nicht, ob Sie sich noch an unsere Wette anlässlich Ihres Vortrages in Köln erinnern. Es ging um Equinovo®-Tabletten und ich fragte Sie nach dem Einsatz für mein arthrotisches Knie. Sie meinten, aus mir »einen Hai« machen zu können, wenn ich diese Tabletten einnehmen würde. Nun habe ich es getan. Ich bin zwar kein Hai geworden, meine Beschwerden sind jedoch deutlich besser geworden, zuweilen ganz verschwunden. Da Wettschulden Ehrenschulden sind, anbei der Einsatz (eine Tüte Gummibärchen). Nebenbei: Ihr Vortrag war so gut, dass ich mir Ihr Buch gekauft habe.«

Hilfe bei Beschwerden unter Antihormontherapie

Brustkrebs: Klinische Untersuchungen deuten auf den Nutzen bei Brustkrebspatientinnen hin, die sich einer adjuvanten Antihormontherapie unterzogen haben. Mehr als 2000 Patientinnen wurden antihormonell behandelt und erhielten komplementär eine Kombination aus Selen, pflanzlichen Enzymen und Linsenextrakt (Equinovo® oder Equizym® MCA). In Prüfbögen wurden häufig auftretende Nebenwirkungen der Antihormontherapie (Gelenkbeschwerden und Schleimhauttrockenheit) anhand einer Punkteskala erfasst. Die Ausprägung der untersuchten Nebenwirkungen (arthrotische Gelenkbeschwerden und Schleimhauttrockenheit) besserte sich deutlich und war statistisch signifikant.

Prostatakrebs: In einer klinischen Untersuchung wurde Prostatakrebspatienten während hormonablativer Therapie ein Linsenextrakt-Enzym-Selen Gemisch (Equinovo®) verabreicht. Alle Patienten litten zu Beginn der Untersuchung unter starken Nebenwirkungen der Therapie, z. B. trockenen Schleimhäuten, Gelenk- und Knochenschmerzen und Hitzewallungen. Die Ausprägung der Nebenwirkungen der hormonablativen Therapie konnte durch die Verabreichung des komplementärmedizinischen Linsenextrakt-Enzym-Selen Gemisches signifikant reduziert werden.

Wann ist Equinovo® hilfreich?

Das Gemisch aus Linseneiweiß (Lektin), Enzymen aus Ananas und Papaya sowie Natriumselenit (Equinovo® oder Equizym® MCA) kann bei bestimmten krebsbedingten Beschwerden eingesetzt werden.

Die in Equinovo® enthaltenen Substanzen verstärken nachweislich den Therapieeffekt von Chemo- und Strahlentherapie bzw. reduzieren die Nebenwirkungen, wenn sie begleitend zu Chemo- und Strahlentherapien oder Antihormontherapie eingenommen werden. Neben der Wirksamkeit der Substanzen wurde auch deren Unbedenklichkeit nachgewiesen. Nehmen Sie die erforderliche Tablettenanzahl, die bei Ihren Beschwerden empfohlen wird (siehe Tabelle), auf einmal ein. Eine Stunde vor und eine Stunde nach der Einnahme sollten Sie nichts essen und keine Vitamin-C-haltigen Speisen oder Getränke zu sich nehmen. Damit stellen Sie sicher, dass die Wirkstoffe besser vom Körper aufgenommen werden.

Das schleimhautansässige Abwehrsystem Der größte Teil befindet sich im Magen-Darm-Trakt und hat intensiven Kontakt zur Außenwelt. Bakterien, Viren, Pilze und Allergene versuchen sich über die Schleimhäute Zugang zum Organismus zu verschaffen. Um dies zu verhindern, sind 80% aller körpereigenen Abwehrzellen in den Schleimhäuten angesiedelt. In der Schleimhaut des Darmes findet ein ständiges Immuntraining statt. Von dort werden wichtige Impulse an den ganzen Körper weitergeleitet. Die Erkennung von Krankheitserregern im Darm ermöglicht es, die körpereigene Abwehr frühzeitig zu aktivieren.

Chemo- und Strahlentherapien sowie Antibiotika- oder Antihormontherapien beeinflussen die Funktion der Schleimhäute. Warum? Weil die Schleimhautzellen zu den schnell wachsenden und stoffwechselaktiven Zellen des Körpers gehören und somit besonders empfindlich auf aggressive Therapien reagieren – wie auch die Zellen der Haarwurzeln (die Folge: das Problem Haarausfall). Die Schleimhäute werden trockener und dünner, der Magen-Darm-Trakt empfindlicher, die Abwehrbereitschaft nimmt ab, die Gelenke schmerzen.

Welche Substanzen enthalten Equinovo (EN) bzw. Equizym MCA (EQ)?

Substanz	enthaltene Menge	Herkunft	Wirkung
Lektinhaltiger Linsenextrakt	EN: 10 mg/Tabl. EQ: 5 mg/Tabl.	*Lens culinaris* (Linse)	Lektin (aus *Lens culinaris*) stabilisiert das in der Schleimhaut ansässige Immunsystem und reaktiviert die Flüssigkeitssekretion.
Natriumselenit	EN: 150 µg/Tabl. EQ: 75 µg/Tabl.		Natriumselenit ist ein Antioxidans (neutralisiert freie Radikale), wirkt entzündungshemmend, abschwellend und verstärkt die Wirksamkeit von Chemo- und Strahlentherapien.
Bromelainextrakt	EN: 200mg/Tabl. EQ: 100 mg/Tabl.	eiweißspaltendes Enzym aus der Ananas	entzündungshemmende und abschwellende Wirkung
Papainextrakt	EN: 200 mg/Tabl. EQ: 100 mg/Tabl.	eiweißspaltendes Enzym aus der Papaya	entzündungshemmende und abschwellende Wirkung

Beschwerden und Dosierungen von Equinovo. Bei Einnahme von Equizym MCA doppelte Tablettenmenge.

Beschwerden	Dosierung
arthrotische Gelenksbeschwerden (Seite 38)	um die Gelenkschleimhaut zu aktivieren und zu stabilisieren sowie Entzündungsreaktionen zu vermindern: 1–2 Tabletten pro Tag
Übelkeit und Erbrechen (Seite 66)	während der Chemo- und Strahlentherapie: 2 Tabletten pro Tag
akute Darmentzündungen (Seite 58)	um die Darmschleimhaut zu stabilisieren und zu schützen: 1–2 Tabletten pro Tag
Lymphödem (Seite 102) und Mastopathie (Seite 105)	für eine entzündungshemmende und abschwellende Wirkung: 1–2 Tabletten pro Tag
Hitzewallungen	während Antihormontherapie: 2 Tabletten pro Tag
Narben	um eiweißhaltiges Bindegewebe abzubauen und um Entzündungsreaktionen zu stoppen: 2 Tabletten pro Tag

Deshalb ist es verständlich, dass Übelkeit, Erbrechen, Mundtrockenheit, Darmbeschwerden, Entzündungen und Gelenkschmerzen häufig beobachtete Symptome einer Schleimhauttrockenheit sind, wie sie bei einer Krebstherapie häufig entsteht.

Lektin findet Krebszellen Während körpereigene Lektine des Menschen eine hohe Spezifität gegen mikrobielle Krankheitserreger haben, haben bestimmte pflanzliche Lektine, z.B. aus der Linse (LCA), eine besondere Fähigkeit, Kohlenhydrat-Muster (Zucker) auf Krebszellen zu erkennen. Krebszellen sind Weltmeister im Tarnen und Verstecken. Dadurch können sie sich der körpereigenen Abwehr entziehen. Dies gelingt Krebszellen, indem sie auf ihrer Oberfläche eiweißhaltige Erkennungsmerkmale (Antigene), die sie von gesunden Zellen unterscheiden, abstoßen, tarnen oder gar nicht erst bilden. Damit fehlt unserem Immunsystem das Signal zum Start einer Abwehr-Reaktion. Lektine aus der Linse sind in der Lage, diese schwer erkennbaren Krebszellen aufzuspüren. Das gelingt durch die Bindung des Lektins an spezifische Kohlenhydrate (Zucker) der Krebszelloberfläche. Deshalb wird das Linsenlektin (LCA) bereits heute in der Diagnostik eingesetzt, um Krebszellen im Gewebe aufzufinden.

Laboruntersuchungen belegen, dass LCA-haltiger Linsenextrakt

- schwer erkennbare Krebszellen für die körpereigene Abwehr erkennbar und angreifbar machen kann,
- natürliche Killer (NK-)Zellen aktivieren kann, die erkennbar gewordene Krebszellen abtöten können,
- die Anlagerung von Krebs- an Organzellen blockieren kann durch Maskierung der Andockstellen und
- das in den Schleimhäuten ansässige Immunsystem aktivieren kann.

Eiweißspaltende (proteolytische) Enzyme

- machen Krebszellen für das Abwehrsystem erkennbar durch Auflösung des Eiweißmantels der Krebszelle,
- spalten Immunkomplexe, die das Abwehrsystem blockieren,
- deaktivieren immunologische Botenstoffe (Zytokine) und wirken entzündungshemmend und
- reduzieren Schwellungen.

Selen

- neutralisiert freie Radikale,
- aktiviert natürliche Killer (NK-)Zellen,
- reduziert Schwellungen.

Die Einnahme eines lektinhaltigen Linsenextrakt-Enzym-Selen-Gemisches könnte demnach ein immunonkologisches Konzept zur Prophylaxe von Krebserkrankungen sein, da sich die Wirkkomponenten hinsichtlich Resorption und Wirksamkeit ergänzen. Grundlage der vorbeugenden Wirksamkeit der Kombination ist deren Fähigkeit, Krebszellwand-Antigene (spezielle Zucker) erkennbar zu machen, zu markieren und die Abtötung der Krebszellen durch das körpereigene Abwehrsystem einzuleiten bzw. effektiver zu machen.

Autoimmunerkrankungen

Unter Autoimmunerkrankungen versteht man Erkrankungen, bei denen sich das aktivierte Immunsystem gegen körpereigene Zellen oder Gewebe richtet und diese zerstören kann. Die genaue Ursache dessen ist immer noch unklar. Vermutlich spielen immunologische Kreuzreaktionen eine entscheidende Rolle. Dabei lösen Bestandteile von Bakterien, Viren, Parasiten oder von abgetöteten Krebszellen, die körpereigenem Gewebe ähnlich sind, eine Abwehrreaktion aus, die gesundes Gewebe zerstört.

Viele Autoimmunerkrankungen sind genetisch bedingt, also vererbbar. Bei bestehender Veranlagung können u. a. Krebstherapien, wie Chemo-, Strahlen- und Antihormontherapie, aber auch starker Stress oder Infektionskrankheiten zur Auslösung von Autoimmunerkrankungen beitragen. Während einer Chemo- oder Strahlentherapie verschwinden in der Regel die Symptome einer Autoimmunerkrankung, da es therapiebedingt zu einer vorübergehenden Schwächung des Immunsystems kommt. Die als Folge von Krebsstandardtherapien abgeschwächte Abwehrlage von Patienten regeneriert sich in der Regel nach deren Beendigung spontan. Dabei kann es vorübergehend zu einer »überschießenden Aktivität« kommen, die Autoimmunerkrankungen aktiviert.

Therapie

Zur Behandlung von Autoimmunerkrankungen wird die Aktivität des Immunsystems gedämpft, z. B. durch Kortison oder andere Immunsuppressiva wie Azathioprin, Cyclosporin A sowie neuerdings monoklonale Antikörper.

So hilft Ihnen die Komplementärmedizin

Jede infektiöse Erkrankung (z. B. grippale Infekte, Infekte des Magen-Darm-Traktes, Bronchitis, Nebenhöhleninfekte) führt zu einer Aktivierung des Abwehrsystems und kann zu einem Schub bzw.

	Humoral (durch nicht zelluläre Elemente)	**Zellulär** (durch Körperzellen)
Spezifisch	**Antikörper** erworbene Immunabwehr	**T-Lymphozyten** erworbene, rezeptorengesteuerte Immunabwehr
Unspezifisch	**Komplementfaktoren** Zerstörung/Verdauung von Körperfremdem	**Phagozyten** Zerstörung/Verdauung von Körperfremdem

Vorsicht!

Wenn Sie unter einer Autoimmunerkrankung leiden, sind alle komplementärmedizinischen Maßnahmen, die das Immunsystem aktivieren (z. B. Mistel-, Thymus- und Organpeptidtherapie) nicht geeignet für Sie! Durch die Aktivierung des Immunsystems könnte die Symptomatik verstärkt werden bzw. erneut auftreten. Auch wenn Sie noch nicht erkrankt sind, aber wissen, dass Sie erblich vorbelastet sind, weil beispielsweise ein Elternteil erkrankt ist oder Sie einen entsprechenden Test gemacht haben, sollten Sie vorbeugend auf alle Komplementärmaßnahmen, die das Immunsystem aktivieren, verzichten.
Folgende Verfahren sind generell nicht empfehlenswert, weil bisher keine ausreichenden Nachweise vorliegen, dass sie unbedenklich bzw. bei Autoimmunerkrankungen überhaupt wirksam sind: Eigenblut-, Colon-Hydro- und Ozontherapie, Darmsanierung, Heilfasten, Mikronährstoffgemische, Brennnessel-Spiritus-Einreibungen, Homöopathie, Akupunktur, Neuraltherapie., Kaffeeeinläufe, Bioresonanztherapie.

zur Erstmanifestation einer Autoimmunerkrankung beitragen. Meiden Sie daher Situationen, die eine Infektionskrankheit begünstigen.

Ernährung

Wenn bei Ihnen eine Autoimmunerkrankung besteht oder auch nur, wenn Sie einer solchen vorbeugen möchten, sollten Sie auf den Verzehr von tierischen Fetten, die Arachidonsäure enthalten (z. B. Schweineschmalz und Schweineleber, fetthaltige Würste, Eigelb), weitgehend verzichten, denn diese befördern den Entzündungsprozess; nehmen Sie dagegen bevorzugt Lebensmittel zu sich, die reich an Omega-3-Fettsäuren sind (z. B. Lachs, Sardellen, Sardinen, Hering, Makrele sowie Schalentiere wie Muscheln und Shrimps), da diese den Entzündungsprozess hemmen.

Sorgen Sie für ausreichende Bewegung und Entspannung, um Stress abzubauen; nutzen Sie zum Wiedererlangen der seelischen Balance auch psychosoziale oder psychologische Betreuungsangebote.

Info:
- Deutsche Gesellschaft für Autoimmun-Erkrankungen e. V.: www.autoimmun.org
- https://www.rheuma-online.de/a-z/a/autoimmunerkrankungen/

Blähungen

Blähungen (Flatulenzen) hat jeder einmal, insbesondere nach dem Verzehr blähender Speisen (z.B. Hülsenfrüchte, Kohl, Zwiebeln, unreifes Obst oder frisches Brot). Durch die Krebstherapie (Chemo- oder Strahlentherapie, insbesondere aber durch begleitende Antibiotikatherapien) können die Darmschleimhaut und die Darmflora geschädigt werden.

Dies geht zuweilen einher mit der Vernichtung der physiologischen Darmflora (insbesondere der Bakterien) auf den Schleimhäuten, was zu belastenden Nebenwirkungen führen kann, z.B. zu Blähungen, Bauchkrämpfen, Durchfall (Seite 64) oder Verstopfung (Seite 154).

Achtung: Die genannten Symptome könnten auch auf eine Erkrankung im Magen-Darm-Trakt hinweisen und sollte von einem entsprechenden Facharzt abgeklärt werden.

So hilft Ihnen die Komplementärmedizin

Ernährung

Verzichten Sie nach Möglichkeit auf Alkohol, Nikotin und Koffein sowie auf blähende oder unverträgliche Nahrungsmittel, z.B. Kohl, Zwiebeln. Versuchen Sie Ihre Essgewohnheiten zu ändern: Essen Sie langsam und kauen ganz bewusst jeden Bissen 20- bis 30-mal. Trinken Sie wenig beim Essen, um die Verdauungssäfte nicht zu verdünnen. Halten Sie möglichst einen tageszeitlichen Rhythmus für Ihre Mahlzeiten ein. Der Verzehr von Joghurt oder Sauer(milch)produkten optimiert das Darmmilieu.

Bewegung

Regelmäßige Bewegung wirkt sich in vielerlei Hinsicht positiv auf Körper und Seele aus und ist auch bei Blähungen sehr zu empfehlen, weil sie die Darmtätigkeit aktiviert.

Tee

Bei häufigen Blähungen hat es sich auch bewährt, über den Tag verteilt immer wieder Kräutertee, z.B. Anis-, Fenchel- oder Kümmeltee, zu trinken, das wirkt sowohl vorbeugend gegen Blähungen als auch lindernd, wenn sie schon vorhanden sind.

Clara

Wärme und sanfte Bauchmassage wirkten zuverlässig

» *Während der Chemotherapie litt ich häufig unter Blähungen und schmerzhaften Bauchkrämpfen. Ich habe mich dann meist hingelegt mit einer Wärmflasche auf dem Bauch. Die Wärme war sehr wohltuend. Wenn sich alles etwas entspannt hatte, habe ich mit einer Hand kreisend über den Bauch massiert – das muss man rechtsrum, also im Uhrzeigersinn, machen, um die Gase Richtung ›Ausgang‹ zu befördern. Manchmal habe ich mir auch einen feuchtwarmen Leibwickel gemacht: ein Handtuch mit heißem Wasser (natürlich nicht zu heiß) tränken und auswringen, dann ab ins Bett – erst das feuchte Handtuch, dann ein trocknes und dann eine Decke. Die feuchte Wärme wirkte noch ein bisschen intensiver.* «

Medikamente
Rezeptfrei erhältlich sind Präparate, die die Gasansammlungen im Darm auflösen und zur Entblähung führen, wie Simeticon (Sab simplex bzw. Lefax Kautabletten).

Blasenentzündung

Wird im Rahmen der Krebsbehandlung eine Strahlentherapie des Beckenbereichs nötig, beispielsweise bei Prostata- oder Gebärmutterhalskrebs, kann das als Nebenwirkung zu einer sogenannten radiogenen Zystitis führen. Durch die Strahlentherapie wird u. a. die Schleimhaut der Harnblase geschädigt, was zu Entzündungsreaktionen (Zystitis) führen kann. Auch Zytostatika (insbesondere Cyclophosphamid, aber in abgeschwächter Form auch alle anderen Zytostatika) schädigen die Schleimhaut der Harnblase, was zu Blutungen und nichtinfektiösen Entzündungen führen kann. In der Folge haben Keime wie *Escherichia coli* oder Enterokokken ein leichtes Spiel und können eine infektiöse Blasenentzündung verursachen.

Typische Beschwerden einer Blasenentzündung sind häufiger Harndrang mit geringen Urinmengen, Brennen in Harnröhre und Harnblase, insbesondere nach dem Wasserlassen. Heilt eine Blasenentzündung nicht aus, kann sie in die Nieren hochsteigen (Nierenbeckenentzündung) und zeigt sich in Nieren- oder Flankenschmerzen, Klopfschmerzhaftigkeit des Nierenlagers und Fieber.

Achtung: Blasenentzündungen können mit Komplikationen bzw. Folgeerkrankungen einhergehen. Sie erfordern daher eine fachkompetente Therapie, um die Entstehung von rezidivierenden (wiederkehrenden) oder chronischen Verlaufsformen (mehr als drei Infektionen pro Jahr), Nierenerkrankungen oder einer Sepsis (Blutvergiftung) zu verhindern. Insbesondere für chronische Blasenentzündungen wird ein Defekt in der körpereigenen Schutzschicht (fehlende Synthese von sogenannten Glykoaminoglykanen/komplexen Zuckermolekülen durch Blasenschleimhautzellen) vermutet. Innovative Therapien sollen die Schleimhautfunktionen stabilisieren und auf diese Weise schmerzhafte Entzündungsreaktionen stoppen.

Impfung

Unter der Vorstellung, dass alle Schleimhäute des Körpers als »schleimhautassoziiertes Immunsystem« miteinander interagieren (kreuzreagieren), erfolgt eine spezifische Aktivierung der Blasenschleimhaut nach Einnahme von »Schluckimpfstoffen« aus abgetöteten *Escherichia coli* oder deren Bestandteilen, den bakteriellen Haupterregern von Blasenentzündungen. Zur vorbeugenden Behandlung wiederholt auftretender Blasenentzündungen wird die tägliche Einnahme von 1 Kapsel (Uro-Vaxom; enthält 6 mg *E. coli* Lyophilisat) empfohlen. Uro-Vaxom ist rezeptpflichtig und kostet pro 90 Kapseln ca. 100 Euro. Die Kapseln sollten nüchtern (am besten morgens) mit reichlich Flüssigkeit eingenommen werden. Der Abstand zur Nahrungsaufnahme sollte mindestens 30 Minuten betragen.

Therapie

Halten die Beschwerden länger als 2–3 Tage an oder sind stark ausgeprägt, sollten Sie Ihren Arzt aufsuchen, der Ihnen bei Bedarf ein Antibiotikum verschreibt. Er untersucht dann den Urin auf Bakterien und erstellt gegebenenfalls ein Antibiogramm (Testung der diagnostizierten Bakterien auf Antibiotika-Empfindlichkeit). Falls nötig, wird er Ihnen auch ein krampflösendes Medikament (z. B. Buscopan) verschreiben.

So hilft Ihnen die Komplementärmedizin

Achten Sie auf warme und trockene Kleidung und auf ausgewogene Ernährung, auf moderate aber regelmäßige körperliche Aktivität mit angemessenen Aktivitäts- und Ruhephasen und auf seelische Balance. Bei einer Blasenentzündung – und auch zur Vorbeugung – ist es wichtig, viel zu trinken, um die Bakterien auszuschwemmen, das bedeutet 3 l und mehr pro Tag; ideal sind Mineralwasser oder Kräutertees, z. B. desinfizierende Nieren- und Blasentees sowie harntreibende Birkenblätter- oder Schachtelhalmkrauttees. Bereiten Sie sich eine heiße Zitrone zu oder nehmen Sie alternativ 500 mg Vitamin C pro Tag ein. Dies wirkt entzündungshemmend und antibakteriell.

Preiselbeersaft blockt Bakterien ab

Preiselbeersaft (Cranberry-Saft) enthält einen Zucker, Mannose genannt, der die Andockstellen von Bakterien an der Blasen- und Nierenbeckenschleimhaut blockiert, sodass die Bakterien nicht haften können und mit dem Urin ausgeschwemmt werden. Klinische Studien belegen diesen Effekt. Um die gewünschte Schutzwirkung zu erzielen, sollten Sie zweimal täglich je ca. 40 ml Preiselbeersaft trinken, den Sie mit Wasser verdünnen können. Alternativ dazu gibt es Kapseln mit Preiselbeerextrakt, z. B. CranberryExtrakt 400 mg/Kapsel oder Cranmax 500 mg/Kapsel, die dreimal täglich mit viel Flüssigkeit eingenommen werden sollten.

Blutarmut (Anämie)

Unter Blutarmut – medizinisch Anämie – versteht man eine Verminderung der Anzahl der roten Blutkörperchen (Erythrozyten) bzw. des roten Blutfarbstoffes (Hämoglobin). Von Blutarmut spricht man, wenn die Hämoglobinwerte beim Mann weniger als 13 g/dl und bei der Frau weniger als 12 g/dl betragen. Hämoglobin transportiert den lebensnotwendigen Sauerstoff im Blut; ist zu wenig Hämoglobin vorhanden, wird das Körpergewebe nicht ausreichend mit Sauerstoff versorgt.

Dieser Sauerstoffmangel kann zu Leistungsabfall, schneller Ermüdbarkeit, Blässe (insbesondere der Schleimhäute) bis hin zu Kopfschmerzen, Ohrgeräuschen (Tinnitus), Übelkeit, Schlaflosigkeit, Konzentrationsproblemen, Sehstörungen, Schwindel und Ohnmacht führen. Die Organe leiden ebenfalls unter dem Sauerstoffmangel, was ernsthafte Erkrankungen verursachen kann, z. B. am Herzmuskel (Angina pectoris, Herzinfarkt), an der Niere (Nierenversagen) oder am Gehirn (Infarkt).

Ursachen für die Anämie können u. a. sein:

- Mangel an Vitaminen oder Mineralien, z. B. Vitamin B_{12}, Folsäure oder Eisen
- Blutverluste, z. B. physiologisch als Menstruationsblutung sowie während der Schwangerschaft oder pathologisch aus Geschwüren bzw. Tumoren des Magen-Darm-Traktes, während oder nach Operationen sowie als Begleiterscheinung von Infekten

Therapie

Die Behandlung von Anämien sollte ursachenbezogen erfolgen, z. B.:

- durch Ausgleich von Mangelzuständen mit Eisen, Vitamin B_{12} oder Vitamin B_6,
- durch Transfusionen von Erythrozyten-Konzentraten bei akuten Blutungen,
- durch den spezifischen Wachstumsfaktor Erythropoetin (EPO).

So hilft Ihnen die Komplementärmedizin

Bezüglich komplementärmedizinischer Behandlungsmöglichkeiten der verschiedenen Anämieformen liegen nur sehr begrenzte Erfahrungen vor. Die konventionelle Therapie steht eindeutig im Vordergrund. Dennoch können vereinzelte komplementäre Therapiemaßnahmen hilfreich sein, z. B. Ernährungsanpassungen. Eine dauerhafte, sinnvolle Ernährungsumstellung ist meist langfristig effektiver und insbesondere den Eisenstoffwechsel betreffend weitaus nebenwirkungsärmer und preisgünstiger als die kurzfristige Ergänzung des fehlenden Substrates (z. B. Eisen, Vitamin B_{12}, Folsäure).

Bluterguss

Ein Bluterguss – auch Hämatom oder blauer Fleck genannt – entsteht, wenn Blut aus verletzten Gefäßen in das Gewebe austritt, zum Beispiel, wenn man sich irgendwo stößt. Auch nach Operationen oder anderen therapeutischen Maßnahmen (z. B. Chemo- oder Strahlentherapie) sowie Injektionen oder Blutentnahmen kann es zu Blutergüssen kommen. Gelegentlich entstehen sie auch im Gefolge von Störungen der Blutgerinnung, der Blutgefäße oder als Ausdruck einer bösartigen Erkrankung (u. a. Leukämien, Lymphome).

Achtung: Spontan auftretende Blutergüsse sollten immer von ärztlicher Seite abgeklärt werden! Sie könnten Zeichen einer therapiebedürftigen Erkrankung sein.

Krebserkrankungen und deren Therapien können die Blutplättchen (Thrombozyten) bedrohlich reduzieren (unter 100 000 pro µl Blut) und Gerinnungsfaktoren (Eiweiße, die den Gerinnungsprozess steuern) vermindern. Dies geht mit einer erhöhten Blutungsneigung und der Häufung von Blutergüssen (blauen Flecken) einher. Thrombozyten werden im Knochenmark von sogenannten Megakaryozyten abgespalten, Gerinnungsfaktoren werden überwiegend in der Leber synthetisiert. Krebserkrankungen, die mit Befall des Knochenmarks einhergehen (z. B. Leukämie), behindern das Wachstum von Megakaryozyten und die Freisetzung von Thrombozyten. Krebstherapien (Chemo- und Strahlentherapie) töten schnell wachsende Körperzellen ab (u. a. Thrombozyten) und schränken die Funktion der Leber ein (Reduktion von Gerinnungsfaktoren).

Therapie

Kleinere Blutergüsse sind meist harmlos und verschwinden ohne Therapie. Größere Blutergüsse bzw. Gelenkeinblutungen bedürfen der Therapie, da es zu lebensbedrohlichen Schockzuständen bzw. belastenden Folgeerkrankungen kommen kann.

So hilft Ihnen die Komplementärmedizin

Kühlung

Wenn möglich sollten Sie die betroffene Stelle 10–20 Minuten mit kalten Umschlägen oder Eispackungen kühlen. Geben Sie das Eis aber nicht direkt auf die nackte Haut (lokale Erfrierungsgefahr!), sondern wickeln Sie es in ein Tuch. Durch die Kälte ziehen sich die Gefäße zusammen und es tritt weniger Blut aus.

Hochlagern und Ruhigstellen

Lagern Sie den betroffenen Körperteil – Arm oder Bein – hoch (das verringert den Blutzufluss ins verletzte Gewebe) und halten Sie ihn möglichst ruhig.

Bromelain

Das eiweißspaltende Enzym aus der Ananas, Bromelain (z. B. Bromelain-POS, Phlogenzym mono, Traumanase), ist wirksamkeitsgeprüft zur Reduktion von Schwellungen, insbesondere von Blutergüssen. Empfehlenswert wäre die Einnahme von ca. 3 000–4 000 FIP-Einheiten Bromelain pro Tag.

Eine Stunde vor und nach der Einnahme sollten Sie nichts essen, um die Resorption (Aufnahme) nicht zu behindern.

Da es bislang keine eindeutigen Beweise gibt, dass die Haut heparinhaltige Salben (z. B. Thrombophob, Thrombareduct, Heparin Riker) überhaupt resorbieren kann, wird von deren Anwendung zur Therapie von Hämatomen abgeraten.

Bronchitis

Unter einer Bronchitis versteht man eine Entzündung der Atemwege. Die häufigste Form, die akute Bronchitis, entsteht meist im Zusammenhang mit einer Erkältung bzw. einem grippalen Infekt. Sie wird durch Viren oder Bakterien hervorgerufen und ist in der Regel harmlos. Eine Bronchitis kann von folgenden Symptomen begleitet sein:

Husten, Schleimproduktion, Fieber, Hals-, Kopf- und Gliederschmerzen, Appetitlosigkeit, Leistungsschwäche, Unwohlsein.

Chemo- und Strahlentherapien können die Bronchialschleimhaut so stark schädigen, dass eine medikamenten- bzw. strahlenbedingte (therapiebedingte) Bronchitis entsteht. Die schnell wachsenden Schleimhautzellen der Bronchialschleimhaut werden durch zellwachstumshemmende Medikamente (z.B. Zytostatika) und Maßnahmen (z.B. Strahlentherapie, insbesondere wenn die Lunge im Strahlenfeld ist wie bei Brustkrebs-, Lungenkrebstherapie) geschädigt. Dadurch entstehen schmerzhafte Wundflächen (Geschwüre), auf denen sich Viren, Bakterien oder Pilze ansiedeln können (infektiöse Bronchitis).

Typische Symptome einer therapiebedingten Bronchitis sind trockener, schmerzhafter Husten, Temperaturerhöhung, Brennen hinter dem Brustbein und Unwohlsein.

Therapie

Die Therapie der Bronchitis erfolgt entsprechend der Symptomatik (z.B. Husten, Schleimproduktion, Fieber, Schmerzen) und Ursache (z.B. Infekt, Therapienebenwirkung nach Strahlen- oder Chemotherapie). Eine bakterielle Bronchitis wird mit Antibiotika behandelt, eine virale Bronchitis kann gezielt mit Virustatika (z.B. bei Zytomegalieviren mit Ganciclovir; bei Herpesviren mit Aciclovir) behandelt werden. Wurde die Bronchitis durch die Chemo- oder Strahlentherapie hervorgerufen, wird je nach Bedarf mit Antibiotika oder Kortison bzw. entzündungs- und schmerzhemmenden Medikamenten behandelt.

So hilft Ihnen die Komplementärmedizin

Sowohl die Krebstherapie als auch die Bronchitis schwächen den Körper. Sie entlasten ihn am besten, indem Sie weitere Reizungen der Atemwege – z.B. durch Auspuffgase oder verrauchte Luft – vermeiden und ihm zusätzliche Belastungen durch Alkohol und Stress ersparen.

Mit einer gesunden Ernährung, leichter Bewegung, ausreichend Schlaf, Stressentzug, seelischer Balance und Entspannung unterstützen Sie dagegen die Selbstheilungskräfte Ihres Körpers.

Trinken

Achten Sie auf eine ausreichende Trinkmenge; nehmen Sie mindestens 2–3 Liter Flüssigkeit am Tag zu sich, idealerweise warme Tees und Mineralwasser, um den Schleim zu verflüssigen. Entsprechend der Symptomatik können folgende pflanzliche Mittel hilfreich sein:

- lösend bei Schleimhautkatarrh z. B. Isländisch Moos, Malvenblüten und -blätter
- hustenlindernd z. B. Efeusirup bzw. -extrakt, Lindenblüten- oder Thymiantee
- Verschleimung lösend z. B. Efeusirup bzw. -extrakt, Fenchel-, Eukalyptus oder Thymiantee
- krampflösend z. B. Lindenblütentee, Huflattichblätter
- fiebersenkend z. B. Weidenrindentee bzw. -extrakt

Inhalieren

Zum Verflüssigen und Abtransport des Schleims 1 Esslöffel Kochsalz in kochendes Wasser geben, den Kopf mit einem Handtuch bedeckt über das dampfende Gefäß halten und ca. 10–15 Minuten inhalieren.

Pflanzenextrakte

Ein Extrakt aus *Pelargonium sidoides* (Umckaloabo) kann bei akuten Atemwegsinfekten (Bronchitis) dazu beitragen, die Krankheitsdauer und Krankheitsintensität zu mindern und unnötige Antibiotikatherapien zu vermeiden.
Der Pflanzenextrakt überzieht die Schleimhautzellen der Atemwege mit einem Schutzfilm, der sie vor der Zerstörung durch Viren schützt und die Vermehrung krankmachender Bakterien hemmt. Der Schleimabtransport wird verbessert. Dies entzieht Erregern den Nährboden und erleichtert deren Abhusten. Eine sogenannte »Cochrane Analyse«, bei der die Daten der vorliegenden Studien bewertet wurden, kam zu dem Schluss, dass die Anwendung von Extrakt aus *Pelargonium sidoides* bei Patienten mit akuter Bronchitis die Beschwerden effektiv lindern kann.

Traditionelle Hausmittel

Quarkwickel

Streichen Sie den Quark etwa einen Zentimeter dick auf ein Tuch, wickeln dieses um Brust und Rücken, bedecken den Quarkwickel mit einem trockenen Handtuch und lassen ihn über Nacht einwirken. Der Quarkwickel wirkt kühlend, abschwellend, entzündungshemmend und schmerzlindernd.

Wadenwickel

Gut geeignet, um den Körper bei Fieber zu kühlen, sind auch Wadenwickel mit körperwarmem Wasser (Anwendung siehe Fieber, Seite 72).

Selbstgemachter Hustensaft

- Hacken Sie ca. 100 g Zwiebeln und lassen diese mit etwas Kandiszucker in etwa ½ Liter Wasser aufkochen. Gießen Sie den Saft ab und bewahren Sie ihn im Kühlschrank auf. Nehmen Sie dreimal täglich 1 Esslöffel Zwiebelsaft ein.

Chemobrain

Nach Abschluss von Krebs-Standardtherapien (insbesondere Chemo- und Strahlentherapien) klagen bis zu 50% der Patienten darüber, dass sie unter Konzentrationsstörungen, Vergesslichkeit, Müdigkeit sowie Schwierigkeiten beim Organisieren und Planen leiden.

Die Symptomatik derartiger »kognitiver Einschränkungen« kann sich auch nach Abschluss der Therapiemaßnahmen weiter verschlechtern. Viele Krebspatienten befürchten daher dauerhafte Einschränkungen des Denkvermögens. Aktuelle Studien deuten jedoch darauf hin, dass die Krebsbehandlung die geistigen Fähigkeiten allenfalls vorübergehend beeinträchtigt.

Die Ursachen des sogenannten »Chemobrains« sind vielfältig und umfassen u.a. Auswirkungen der Krebserkrankung und der Krebstherapie (z.B. entzündliche, hormonelle oder Stoffwechselveränderungen) sowie Alter und genetische Veranlagungen (z.B. depressive Verstimmung, Stress- und Angststörungen).

Achtung: Aktuelle Studien deuten darauf hin, dass die durch Chemotherapie eingeschränkten geistigen Fähigkeiten (Chemobrain) vorübergehend sind und sich wieder regenerieren. Der Normalisierungsprozess ist individuell unterschiedlich, demnach sind verlässliche Zeitangaben nicht möglich.

Therapie

Eine spezielle, unbedenklichkeits- und wirksamkeitsbelegte Therapie des Chemobrains ist bislang nicht verfügbar. Im Mittelpunkt der therapeutischen Empfehlungen stehen insbesondere Vermeidung von Stresssituationen, Entspannungsübungen, Gehirntraining (so genanntes »Brain Jogging«), psychoonkologische Anwendungen (z.B. Gesprächstherapie, Kunsttherapien, u.a. Singen, Tanzen, Malen, Trommeln) sowie Einhaltung von Ruhe- und Erholungsphasen durch Befolgen einer gut strukturierten Tagesroutine.

So hilft Ihnen die Komplementärmedizin

Eine Lebensstiloptimierung sollte insbesondere physiotherapeutische oder sporttherapeutische Anleitung zu körperlicher Aktivität umfassen: Der individuellen Situation angepasstes, mäßiges Ausdauertraining (z.B. Spazieren, Wandern, Laufen, Radfahren, Schwimmen) und Aktivierung von Muskeln durch Muskeltraining (z.B. Kieser Training, medizinisches Krafttraining).

Achtung: Ausdauertraining stärkt u.a. Herzfunktionen, die wichtig sind, um ausreichend Blut in die Organe des Körpers (z.B. Gehirn) zu pumpen. Dadurch wird insbesondere eine optimale Sauerstoffversorgung des Gehirnes erreicht, die Konzentrationsschwächen verhindern bzw. mindern kann.

Außerdem hilfreich: Ernährungstherapeutische Anleitung zur Ernährungsoptimierung, z. B. bedarfs- und geschmacksangepasste (häufige, aber kleine) ausgewogene Mahlzeiten mit ausreichend Obst, Gemüse und Getreideprodukten, bei Gewichtsverlust vorzugsweise hochkalorische Nahrungsmittel, auf ausreichende Trinkmenge achten.

Achtung: Nicht ausreichende Trinkmengen (individuell unterschiedlich; etwa 1 ½ bis 2 ½ Liter pro Tag) bewirken, dass das Blut dickflüssiger wird, weil die Flüssigkeit im Herz-Kreislauf- und Gefäßsystem abnimmt. Dies führt dazu, dass das Herz das Blut nicht angemessen pumpen kann, was zu Unterversorgung und Sauerstoffmangel des Gehirnes beitragen kann. Daraus resultieren dann insbesondere Müdigkeit, Kopfschmerzen und gegebenenfalls Konzentrationsstörungen.

- Suchen Sie psychoonkologische Anleitung (optimal während und bedarfsangepasst nach einer Krebs-Standardtherapie), um eigene Fähigkeiten und Kraftquellen wiederzuentdecken und zu nutzen. Zu den meistangewandten psychoonkologischen Therapieverfahren zählen Gesprächs-, Körperpsycho- und Kunsttherapie, autogenes Training sowie Entspannungs- und Visualisierungsübungen (sogenanntes Simonton-Training).
- Wechselwarme Anwendungen nach Kneipp, u. a. Wechselgüsse, Wechselduschen, Sauna (nach Abschluss von Chemo-/Strahlentherapie), Trockenbürsten und Bindegewebsmassagen regen das Herz-Kreislauf-System an und tragen zur optimalen Organversorgung (insbesondere des Gehirns) mit Sauerstoff bei.
- Auf angemessene »Schafhygiene« achten, d. h. regelmäßigen Tag-Nacht-Rhythmus einhalten (zur immer gleichen Zeit schlafen gehen und aufstehen), optimale Schlafbedingungen schaffen (ruhiger, dunkler, gelüfteter Raum ohne schlafstörende [Elektro-] Geräte), bei Schlafstörungen aufstehen und entspannen (z. B. Musik hören, lesen, Entspannungsübungen machen).
- Konzentrationstraining, z. B. mittels Denksportaufgaben, Kreuzworträtseln aber auch Gespräche mit Freunden, Bekannten, Arbeitskollegen/innen, können hilfreich sein.
- Meiden Sie gefäß-, hormon- und stoffwechselbelastende Lebensstilfaktoren (z. B. Alkohol, Nikotin, kalorien-, zucker- und salzhaltige Fast-Food-Produkte, Stresssituationen, körperliche und psychische Überbelastung).

Achtung: Nach jeder körperlichen und geistigen Belastung sollte eine angemessene Ruhephase eingelegt werden! Medikamentöse komplementäre Behandlungsmethoden werden diskutiert und umfassen insbesondere:

Ginkgo-Extrakte

Sie verbessern die Durchblutung des Gehirns und sind unbedenklichkeits- und wirksamkeitsgeprüft.

Darmentzündung (akute)

Akute Darmentzündungen (Gastroenteritis) werden meist durch Infektionserreger (z. B. Bakterien, Viren, Parasiten, Pilze), durch Giftstoffe (sogenannte Toxine, z. B. aus verdorbenen Speisen oder freigesetzt durch den Bakterienstoffwechsel bzw. Bakterienzerfall unter Antibiotikumtherapien) oder durch Medikamente (z. B. Chemo- oder Antibiotikumtherapien) bzw. Strahlentherapie (Strahlenentzündung) hervorgerufen. Sie gehen häufig mit Übelkeit, Erbrechen, Blähungen, Durchfall, Bauchschmerzen, Kopf- und Gliederschmerzen sowie Temperaturerhöhung einher.

Achtung: Um einer akuten Darmentzündung vorzubeugen, empfiehlt es sich, verdorbene, überalterte Speisen zu meiden. Besondere Vorsicht ist geboten bei Mayonnaisen, Eierspeisen inklusive Süßspeisen, Geflügel, Hackfleisch, Rohmilch und ungewaschenem bzw. ungeschältem Obst und Gemüse.

Therapie

Bei akuten entzündlichen Darmerkrankungen mit nachgewiesenen bakteriellen Erregern (z. B. Salmonellen, Shigellen, Campylobacter) bzw. Parasiten (z. B. Amöben, Lamblien) ist die Notwendigkeit einer Antibiotikumtherapie immer abzuklären. Bei viralen Infekten (z. B. Rotaviren, Enteroviren) sowie allen anderen akuten Darmentzündungen stehen Flüssigkeits- und Mineralstoffersatz (bei schweren Verlaufsformen als elektrolythaltige Infusion) im Vordergrund.

Akute Darmentzündungen im Gefolge von Krebstherapien (Chemo-, Strahlen-, Antibiotikumtherapien) werden gemäß internationaler Empfehlungen (in Leitlinien festgelegt) behandelt.

So hilft Ihnen die Komplementärmedizin

Flüssigkeitszufuhr (z. B. Mineralwasser und Tee, versetzt mit Salz und Zucker) und Diät (faserreiche Schonkost, z. B. geriebene Möhren oder Äpfel, sowie Zwieback) reichen bei leichten akuten Darmentzündungen meist aus.

Brottrunk

Es handelt sich um ein alkoholfreies Gärgetränk, das aus Getreide aus kontrolliertem Anbau, Sauerteig und Brunnenwasser hergestellt wird. Brottrunk enthält neben Vitaminen und Spurenelementen auch aktive Fermente (Enzyme) sowie lebende Milchsäurebakterien. Er kann die Darmfunktionen stabilisieren und ist bei akuten Darmentzündungen unterschiedlicher Ursache, insbesondere auch nach Krebstherapien, gut geeignet.

(Optimale Dosierung: morgens und abends 100–200 ml.) Um den Geschmack zu verbessern, können Sie etwas Apfelsaft (naturtrüb, ohne Zusätze) hinzugeben.

Ernst

Brottrunk half mir nach der Strahlentherapie

Wegen eines Prostatakarzinoms wurde ich bestrahlt. Mit zunehmender Dauer nach Abschluss der Therapie traten Beschwerden im Enddarm auf: Ich litt unter starken Schmerzen und Krämpfen, insbesondere beim Stuhlgang, der überwiegend dünnflüssig und zum Teil blutig war. Mein Strahlentherapeut meinte, es handle sich um eine durch die Strahlentherapie ausgelöste Entzündung des Enddarms, die als Nebenwirkung dieser Therapieform nicht immer zu verhindern sei. Ein in die Therapie eingeschalteter ›Arzt für Naturheilkunde‹ gab mir den Tipp, täglich ca. 200 ml Brottrunk zu trinken, da dieses Getränk die Darmfunktionen regulieren könne. Ich habe den Rat befolgt, zusätzlich 2 Tabletten Equizym MCA eingenommen und war nach etwa einer Woche beschwerdefrei.

Probiotika

Zur Stabilisierung bzw. zum Wiederaufbau der Darmflora, also der ortsansässigen Bakterien, die für die Funktion des Darmes und der Schleimhaut notwendig sind, haben sich Probiotika als sinnvoll erwiesen. Sie sind in Joghurt bzw. Sauermilchprodukten enthalten. Beispielsweise reichen täglich ca. 150–250 ml Joghurt aus, um einen therapeutischen Effekt zu erzielen. Entsprechende Arzneimittel (z. B. Symbiolact, Symbioflor, Mutaflor, Omniflor) sollten auf ärztliche Anordnung eingenommen werden.

Equizym MCA

Bei akuten Darmentzündungen im Gefolge einer Chemo- oder Strahlentherapie hat sich die schleimhautstabilisierende Wirkung von Linsenlektin als lindernd erwiesen. Es ist in Equizym MCA enthalten: 10–15 mg pro Tag (entspricht 2–3 Tabletten pro Tag) reichen aus, um die Schleimhäute zu schützen.

Schleimhäute kleiden alle inneren Organe des Menschen aus, die mit der äußeren Umwelt in Verbindung stehen, und enthalten u. a. Zellen bzw. Drüsen, die Flüssigkeiten (Tränen, Speichel, Nasensekret oder sogenannte Gelenkschmiere) sowie Immunglobuline (Eiweiße mit spezifischen Abwehrfunktionen) freisetzen. Die von den Schleimhäuten freigesetzten Flüssigkeiten bilden einen Schutzfilm (auch BIOFILM genannt), der Abwehraufgaben erfüllt und die Organfunktionen sichert.

Neben Drüsenzellen enthalten Schleimhäute sogenanntes »lymphoides Gewebe«, das auch zur Namensgebung »Schleimhaut-ansässiges lymphatisches Gewebe« geführt hat. Es findet sich in allen Schleimhäuten, die als Eintrittspforten für Fremdsubstanzen oder Mikroorganismen (z. B. Bakterien, Viren, Pilze) oder als Anlagerungsstelle für Antigene (z. B. Nahrungsmittelbestandteile, Hausstaub, Blütenpollen) dienen können. Es ist das größte eigenständige Abwehrsystem des menschlichen Organismus. In diesem Gewebe werden Abwehrzellen sensibilisiert und aktiviert. Solche Abwehrzellen sind äußerst mobil und wandern zunächst in regionale Lymphknoten, danach in andere Schleimhautbereiche, um dort aktiv zu werden.

Darauf basiert die Wirkung von schleimhautaktivierenden Substanzen (z. B. pflanzlichen Lektinen) u. a. auf die Schleimhäute im Darm sowie in Gelenken.

Darmentzündung (chronische)

Unter chronisch entzündlichen Darmerkrankungen (CED) versteht man gutartige, in Schüben auftretende oder ständig vorhandene entzündliche Darmerkrankungen, z. B. Morbus Crohn oder Colitis ulcerosa. Die Symptome der CED umfassen in Abhängigkeit vom Krankheitsbild u. a. allgemeines Unwohlsein, Appetitlosigkeit, Bauchschmerzen, Durchfälle (bis zu 15 pro Tag bei Morbus Crohn) mit Gewichtsverlust und Schleimbeimengungen, Fieber sowie Blutverlust (durch Ausscheidung im Stuhl, insbesondere bei Morbus Crohn).

Achtung: Durch die chronische Entzündung ist das Entartungsrisiko von Schleimhautzellen des Darmes erhöht. Daher empfehlen die Fachgesellschaften bei CED, insbesondere bei Colitis ulcerosa, regelmäßige Darmspiegelungen (Koloskopien) durchführen zu lassen!

Auch Chemo- und insbesondere Strahlentherapien, die den Darm im Strahlenfeld haben, können zu chronisch entzündlichen Darmerkrankungen führen. Grundlage dieser unerwünschten Nebenwirkung sind u. a. Schleimhautschäden (z. B. Geschwüre, verminderte Schleimabsonderung, Narben oder Verwachsungen), die einen ständigen (nicht infektiösen) Entzündungsherd darstellen.

Therapie

Zur akuten Linderung von Beschwerden erfolgt meist eine Therapie mit entzündungshemmenden Medikamenten wie Antibiotika, Kortison, Aminosalicylaten (z. B. Sulfasalazin, Mesalazin), Immunsuppressiva (z. B. Azathioprin, Methotrexat) sowie Antikörpern (z. B. Infliximab, ein Anti-TNF-α-Antikörper).

Zuweilen kann auch ein operativer Eingriff notwendig sein, z. B. bei Abszessbildung, Stenosen (Verengungen des Darmkanals), Fisteln (Zerstörung von Nachbargewebe durch Gangbildung).

So hilft Ihnen die Komplementärmedizin

Ernährungs- und Lebensstiloptimierung stehen im Vordergrund naturheilkundlicher Empfehlungen. Brottrunk kann die Darmfunktion stabilisieren. Ferner können helfen: Stressbewältigung, u. a. durch Entspannungsverfahren wie Autogenes Training, Tai Chi, Yoga oder progressive Muskelrelaxation nach Jacobson. Kneipp'sche Anwendungen (z. B. wechselwarme Güsse, Bäder, Massagen) können dazu beitragen, das Nerven- und Immunsystem zu regulieren.

Weihrauchextrakte

Diese Extrakte, insbesondere die enthaltenen Boswelliasäuren, haben eine starke entzündungshemmende und antiödematöse Wirkung. Dreimal 800–1200 mg pro Tag als Tabletten einnehmen.

Depressive Verstimmung

Depressive Verstimmungen zählen zu den affektiven Störungen und zeigen sich beispielsweise als gereizt-gedrückte Stimmung oder als Verlust von Interesse bzw. Freude an Alltagsaktivitäten. Die Stimmungsbeeinträchtigungen dauern meist über einen längeren Zeitraum an. Personen mit depressiver Verstimmung leiden gehäuft an Angstzuständen und innerer Unruhe. Intensives Grübeln und das Kreisen der Gedanken um Befürchtungen und Sorgen gehören ebenfalls oft dazu. Antriebslosigkeit, Hoffnungslosigkeit, Schuldgefühle und Selbstvorwürfe sind weitere typische Symptome einer depressiven Verstimmung. Depressive Verstimmungen gehören zum Leben. Sie müssen unbedingt von einer behandlungsbedürftigen Depression unterschieden werden. Da die Übergänge fließend sind, sind eine fachkompetente Diagnostik und eventuelle Therapie unerlässlich. Verschiedene Belastungssituationen kommen als Auslöser infrage, dazu zählt auch die Diagnose »Krebs« und die darauffolgende seelische und körperliche Auseinandersetzung mit der Erkrankung.

Therapie

Die Behandlung der depressiven Verstimmung bzw. einer Depression umfasst:

- Psychotherapie, z. B. analytische Psychotherapie, Verhaltenstherapie, tiefen- und gruppenpsychologische Verfahren, Rollenspiele
- physikalische Maßnahmen, z. B. Lichttherapie, Magnetstimulation
- medikamentöse Behandlung, z. B. trizyklische Antidepressiva, Monoaminooxidase-Hemmer (MAO-Hemmer), Serotonin-Wiederaufnahme-Hemmer

Achtung: Für folgende Verfahren liegen bisher keine ausreichenden Nachweise dafür vor, dass sie unbedenklich oder überhaupt wirksam bei depressiven Verstimmungen bzw. Depressionen sind: Vitalpilz-Einnahme, Akupunktur bzw. andere Verfahren der TCM, Kinesiologie, Homöopathie, Aromatherapie, Mikronährstoffgemische

So hilft Ihnen die Komplementärmedizin

Vor der Anwendung naturheilkundlicher Maßnahmen zur Behandlung von depressiven Verstimmungen bzw. milden Depressionen sollten Sie immer einen Arzt zurate ziehen!

Entspannung und Bewegung

Achten Sie darauf, einen regelmäßigen Tages- und Nachtrhythmus einzuhalten; bewegen Sie sich – gehen Sie spazieren, fahren Sie Rad oder suchen Sie sich eine andere körperliche Betätigung, die Sie so oft wie möglich ausüben. Sorgen Sie für Entspannung. Hierzu könnte beispielsweise Autogenes Training gut geeignet sein, probieren Sie aus – am besten in einem entsprechenden Kurs –, ob es Ihnen liegt. Autogenes Training entspannt Muskeln und Gefäße, löst Verkrampfungen, baut Stress und seelische Belastungen ab und gleicht die Herztätigkeit aus.

Den Körper abklopfen

Nehmen Sie sich etwa 15 Minuten Zeit und Ruhe. Stellen Sie sich hin und nehmen Sie eine aufrechte Haltung ein. Atmen Sie einmal tief ein und aus. Klopfen Sie mit der linken Hand leicht auf den Rücken Ihrer rechten Hand. Schauen Sie sich dabei zu. Klopfen Sie weiter, den Unterarm entlang über den Oberarm, die Schulter, den Hals und übers Gesicht hoch zum Kopf und nun mit der anderen Hand auf der anderen Seite wieder bis zur linken Hand hinunter. Klopfen Sie dann mit beiden Händen auf Ihre Füße, die Beine nach oben entlang der Knie über die Oberschenkel auf den Po und so weit den Rücken hinauf, wie es geht. Dann wieder nach unten bis zum Po und über die Hüften nach vorne. Klopfen Sie dort mit beiden Händen leicht über den Bauch und seitlich zu den Schultern nach oben und spüren Sie, dass Sie sich mit Ihrem Körper in einer sicheren Situation befinden. Zupfen Sie noch einmal an der einen oder anderen Stelle des Körpers, die sich vielleicht noch nicht ganz in unserer jetzigen Zeit befindet.

Johanniskrautextrakt

Johanniskrautextrakt (z. B. Neuroplant, Laif 900, Tonizin) stabilisiert das gestörte Gleichgewicht des Hirnstoffwechsels und behebt bzw. mindert die Symptome von milden depressiven Verstimmungen, wie z. B. innere Unruhe, Nervosität, Gefühl der Leere. Energie und Lebensfreude werden reaktiviert. Zu beachten sind die Dosis (mindestens 900 mg pro Tag) und die Anwendungsdauer (mindestens 2–3 Wochen Einnahme), nach der therapeutische Effekte auftreten. Studien belegen die Wirksamkeit der Johanniskrauttherapie, daher wird sie von den Krankenkassen erstattet.

Achten Sie bitte darauf, dass Johanniskrautextrakt ausgeprägte Wechselwirkungen mit anderen Medikamenten hat, z. B. Gerinnungshemmern, Anti-Baby-Pillen, Immunsuppressiva, Antibiotika und antihormonelle Therapeutika, die zu deren Wirkungsverlust führen können. Ferner führt die Einnahme von Johanniskrautextrakt zu einer erhöhten Lichtempfindlichkeit der Haut (Photosensibilisierung), d. h., sie wird empfänglicher für einen Sonnenbrand.

Durchfall

Unter Durchfall versteht man die häufige Entleerung von breiigem oder wässrigem Stuhl. Durchfall kann infolge einer Chemo- oder Strahlentherapie auftreten, da diese Behandlungen die Schleimhautzellen des Magen-Darm-Trakts schädigen und in ihrer Funktion beeinträchtigen können. Daneben kommen aber auch Infektionen (z. B. durch Bakterien, Viren oder Pilze), Nahrungsmittelunverträglichkeiten (z. B. Laktoseintoleranz), andere Darmerkrankungen oder Stoffwechselstörungen als Ursache infrage.

Therapie

Die wichtigsten therapeutischen Maßnahmen sind:

- Zufuhr von salzhaltiger Flüssigkeit (Elektrolytlösung), Ernährungsumstellung
- Eine medikamentöse Therapie, z. B. mit Loperamid (Imodium, Loperamid ratiopharm, Lopolind; 2 mg; ein- bis zweimal täglich), kann erforderlich sein, um übermäßigen Flüssigkeitsverlust zu verhindern (siehe Stuhlinkontinenz, Seite 141).
- Bei chronischem Durchfall muss die zugrundeliegende Erkrankung behandelt werden.

Achtung: Durch die Loperamidgabe erfolgt eine Ruhigstellung des Darmes. Falls der Durchfall durch Bakterien ausgelöst wurde, verbleiben diese bzw. die Bakteriengifte länger im Darm und können dort die Schleimhautzellen schädigen und sich im Körper weiter ausbreiten.

So hilft Ihnen die Komplementärmedizin

Trinken

Um die Flüssigkeitsverluste auszugleichen, sollten Sie reichlich trinken (ca. 3–4 Liter täglich). Dazu können Sie beispielsweise verdünnten Fruchtsaft verwenden, den Sie mit Salz und Traubenzucker anreichern: Lösen Sie ½ Teelöffel Kochsalz und 5 Teelöffel Traubenzucker in ½ Liter Wasser auf und geben Sie Fruchtsaft (z. B. Orangensaft) hinzu. Fruchtsäfte sind empfehlenswert, da sie zucker- und kaliumhaltig sind, sollten jedoch immer mit der gleichen Menge Wasser verdünnt werden.

Brottrunk kann die Darmfunktionen stabilisieren und Durchfallerkrankungen lindern.

Pflanzliche Heilmittel

- Apfelpektine sind als Trinklösung (z. B. Diarrhoesan) oder als Pulver, das in Wasser aufgelöst wird (z. B. Aplona), erhältlich. Sie können bei Bedarf täglich 5–8 Portionen Apfelpektin (oder mehr) einnehmen.
- Essen Sie täglich 3–5 getrocknete Heidelbeeren – gut kauen! Sie können stattdessen auch 3 Esslöffel getrocknete Früchte (auch als Extrakt erhält-

lich) 10 Minuten in ca. 400 ml Wasser auf kleiner Flamme kochen und mehrmals am Tag ca. 50–100 ml des Heidelbeersaftes einnehmen. Heidelbeeren bzw. deren sekundäre Pflanzenstoffe wirken antibakteriell, antioxidativ und entzündungshemmend. Bitte beachten Sie, dass frische Heidelbeeren den gegenteiligen Effekt haben und als sanftes Abführmittel wirken.
- Fein geriebene Äpfel und Möhren können durch ihren Faseranteil mit großer Bindungskapazität Bakterien, Viren bzw. deren Toxine binden und ausschwemmen.

Probiotika
Bakterien bzw. Bakterienprodukte können die Darmflora optimieren und die Durchfallsymptomatik lindern. Probiotika sind in Joghurt bzw. Sauermilchprodukten enthalten oder als Arzneimittel erhältlich (z. B. Symbiolact, Symbioflor, Mutaflor, Omniflor) und sollten therapeutisch auf ärztliche Anordnung eingenommen werden.

Karottensuppe nach Moro
Die Aufnahme faserreicher Nahrungsmittel (z. B. Möhren) in geriebener Form bietet eine große Bindungsfläche für Bakterien, Viren, deren Gifte sowie für Zytokine (immunologische Botenstoffe), die durch die schleimhautschädigende Wirkung der Krebstherapie freigesetzt werden. An die Fasern gebunden werden diese dann ausgeschieden. Schälen Sie ca. 500 g Möhren, zerkleinern Sie sie im Mixer und kochen Sie sie ca. 1 Stunde in ca. 1 Liter Wasser. Die eingekochte Möhrenmasse durch ein Sieb in Wasser oder Fleischbrühe (ca. 1 Liter) streichen und Kochsalz (ca. 3 g) hinzufügen. Die Karottensuppe sollte täglich frisch zubereitet und über den Tag verteilt gegessen werden. Generell sind Suppen bei und nach Durchfall sehr empfehlenswert. Leicht stopfende Nahrungsmittel wie Reis, Bananen oder Zwieback können – vorsichtig genossen – ebenfalls dazu beitragen, dass der Durchfall schnell wieder abklingt. Vermeiden Sie auf jeden Fall den Konsum von Süßstoffen (beispielsweise auch oft enthalten in Kaugummi), da diese zusätzlich abführend wirken.

Was Sie bei Durchfall beachten sollten

- Essen Sie häufig kleine Mahlzeiten.
- Meiden Sie fettige und blähende Nahrungsmittel.
- Bevorzugen Sie faserhaltige Nahrungsmittel (z. B. Möhren, Äpfel), da diese Bakterien und deren Gifte binden und ausscheiden.
- Fruchtsäfte sollten Sie immer verdünnen; eine Ausnahme bildet Heidelbeersaft, der stopfend wirkt.
- Essen Sie kaliumreiche Nahrungsmittel wie Bananen, Aprikosen und Kartoffeln.

Erbrechen und Übelkeit

Während der Chemotherapie ist vielen Krebspatienten übel. Und auch während einer Strahlen- und Antihormontherapie leiden viele unter Übelkeit und Erbrechen. Für manche Patienten sind der Brechreiz und seine Begleitsymptome belastender als die Krebserkrankung selbst und zuweilen auch Grund für einen Therapieabbruch.

Auslöser für den Brechreiz ist u. a. der körpereigene Botenstoff Serotonin, der insbesondere durch Krebsmedikamente und Strahlentherapie freigesetzt wird und das »Brechzentrum« im Gehirn anregt. Um das zu verhindern, erhalten Krebspatienten begleitend zur Chemo- und Strahlentherapie Arzneimittel (Antiemetika), die Brechreiz, Übelkeit und Erbrechen unterdrücken können. Zu den wirksamsten Antiemetika zählen Serotonin-Rezeptor-Blocker, die verhindern, dass Serotonin an seine Bindungsstellen andocken und damit seine brechreizfördernde Wirkung ausüben kann.

Achtung: Krebsstandardtherapien, insbesondere Chemotherapien mit platinhaltigen Medikamenten (z. B. Cisplatin), Taxanen (z. B. Taxol), Alkylanzien (z. B. Endoxan) oder Anthrazyklinen (z. B. Epirubicin), können zu unangenehmen Geschmacksveränderungen führen. Dies kann sich in metallischem, seifigem, unangenehm süßem oder saurem Geschmacksempfinden äußern. In diesen Fällen sollte die Nahrungsaufnahme nie mit Widerwillen erfolgen, da ein Widerwille gegen »gesunde Speisen« lange nach dem Therapieende anhalten kann. Daher gilt: Während einer Chemo- oder Strahlentherapie nur essen und trinken, was verträglich ist, ohne Widerwillen hervorzurufen!

Dass die Krebsmedikamente die Schleimhäute des Magen-Darm-Traktes schädigen, ist ein weiterer Faktor, der zu Übelkeit führen kann. Auch die psychische Situation – z. B. Ekel, Angstzustände, Panikattacken oder Depression – kann »auf den Magen schlagen« und zu Übelkeit und Erbrechen führen.

Therapie

Die Therapie von Übelkeit und Erbrechen während und nach der Krebsbehandlung umfasst u. a.:

- Ernährungsanpassung
- bedarfsangepasste medikamentöse Therapie mit unterschiedlichen Wirksubstanzen, zum Beispiel:
  - Serotonin-Rezeptor-Blocker (Zofran, Emeset, Emetron, Ondemet)
  - Dronabinol (dessen brechreizhemmende und schmerzstillende Wirkung bereits beschrieben wurde, Seite 35)
  - Antihistaminika (z. B. Cetirizin, Loratadin, Cimetidin, Ranitidin, Tavegil)
  - Psychopharmaka (z. B. Haldol, Haloperidol, Atosil)

  - Dopaminantagonisten (z. B. Paspertin, Gastrosil, MCP)
  - Kortisonpräparate zur Wirksamkeitssteigerung (z. B. Dexamethason, Fortecortin)
- psychoonkologische oder psychosoziale Betreuung
- Anleitung zu körperlicher Aktivität

So hilft Ihnen die Komplementärmedizin

Entspannung und Beruhigung
Machen Sie täglich Entspannungsübungen (z. B. Autogenes Training, Yoga) oder nehmen Sie abends ein warmes Bad mit beruhigendem Melissen- oder Lavendelöl. Versuchen Sie so weit wie möglich, Stress zu reduzieren und einen regelmäßigen Tag-Nacht-Rhythmus beizubehalten; verzichten Sie auf Alkohol, Koffein und Nikotin. Die genannten Faktoren prägen den »Lifestyle« vieler Menschen (auch von Krebspatienten) und gehen mit übermäßigen Reizen (z. B. Adrenalinausschüttung, Blutdruckerhöhung, veränderter Herz-Kreislauf- und Darmaktivität) einher, die Übelkeit und Erbrechen hervorrufen und erhalten können. Neben den beschriebenen Maßnahmen können Sie bei Brechreiz, Übelkeit und Erbrechen auch folgende bewährte pflanzliche Präparate und Tees ausprobieren:

Warme Leibwickel mit Kamille
Warme Leibwickel wirken entspannend, beruhigend und regen die Verdauung an. Gönnen Sie sich eine Pause und legen Sie sich für eine Viertelstunde mit einem warmen Kamillen- oder Sauerkleewickel ruhig aufs Sofa oder ins Bett. Kochen Sie dazu die Kamillenblüten oder den Sauerklee (Oxalis) 5–10 Minuten in Wasser auf, seihen Sie die Flüssigkeit ab und tränken Sie ein Tuch darin, wenn der Sud etwas abgekühlt ist. Legen Sie den warmen, feuchten Wickel auf den Bauch und decken Sie ihn mit einem trockenen Handtuch ab.

Tee
Trinken Sie Pfefferminztee, wenn Sie ihn mögen. Dieser Tee enthält das ätherische Öl Menthol, das die Nerven der Magenwand beruhigt und Brechreiz und Übelkeit mindern kann. Falls möglich nehmen Sie dazu frische Pfefferminzblätter, die Sie für ca. 5 Minuten in heißem Wasser ziehen lassen. Sie können natürlich auch fertige Teebeutel verwenden, deren Aufguss ebenso wirksam ist, sich aber geschmacklich unterscheidet.

Baldriantee oder Baldriantropfen haben ebenfalls eine brechreizlindernde Wirkung.

Ingwertee wirkt gegen Übelkeit: Schneiden Sie von einer frischen Ingwerwurzel (erhältlich in Obstgeschäften!) 5–7 dünne Scheiben oder Raspel ab, geben Sie sie mit kochendem Wasser in eine Tasse. Ca. 5–10 Minuten ziehen lassen, Ingwerscheiben/Ingwerraspel entnehmen und trinken. Um den Geschmack zu verbessern, pressen Sie den Saft von ½ Zitrone dazu oder geben Sie Orangensaft hinzu. Ingwertee bzw. Ingwerwasser schmeckt dann sehr erfrischend und lindert Übelkeit und Erbrechen signifikant, wie Studien belegen. Ein Ingwerextrakt (Zintona, enthält 250 mg pro Kapsel) ist in Apotheken erhältlich. Die optimale Dosierung beträgt 2 Kapseln, bei Bedarf alle 4–8 Stunden.

Equizym MCA

Das Gemisch aus Selen, eiweißspaltenden Enzymen aus Ananas und Papaya sowie einem Linseneiweiß mildert Übelkeit und Erbrechen während bzw. nach Chemo- und Strahlentherapien. Nehmen Sie dazu 4 Tabletten pro Tag ein (entspricht 300 µg Selen, 800 mg Enzymextrakt, 20 mg Linsenextrakt), am besten auf einmal, denn davor und danach sollten Sie jeweils eine Stunde nichts essen.

Homöopathie

Gegen Erbrechen und Übelkeit können Sie beispielsweise Ipecacuanha D4–D6 oder *Nux vomica* D4–D6 laut Beipackzettel einnehmen.

Mariendistelextrakt

Übelkeit aufgrund von Leber- und Gallenfunktionsstörungen, z. B. nach Chemo- oder Antihormontherapie, kann auch durch Mariendistelextrakt (z. B. Legalon forte, Silymarin; zweimal täglich 140 mg) oder Artischockenextrakt (dreimal täglich 400 mg) gelindert werden. Die leberspezifische Wirkung von Mariendistelpräparaten beruht insbesondere auf der Anwesenheit der Wirkkomponenten Silymarin und Silibinin und umfasst u. a. die Stabilisierung von Leberzellmembranen, die Neutralisierung von entzündungsfördernden freien Radikalen, die Beschleunigung der Leberzellregeneration sowie die Hemmung der Bindegewebe- bzw. Faserbildung. Die Stabilisierung der Leberzellmembranen verhindert das Eindringen von Giftsubstanzen (z. B. von Knollenblätterpilzen oder therapeutisch verabreichten Zellgiften, z. B. Chemotherapien) und schützt die Leberzellen vor Funktionsverlust bzw. Zelltod. Was tun bei Erbrechen? Wenn Sie sich bereits mehrfach erbrochen haben, ist es einerseits wichtig, die verlorene Flüssigkeit zu ersetzen (Mineralwasser, Tee mit Zucker) und andererseits, den Magen mit Schonkost vorsichtig wieder an die Nahrungsaufnahme zu gewöhnen.

- Essen und trinken Sie langsam und kauen Sie ausreichend.
- Trockene Nahrungsmittel (z. B. Toast, Knäckebrot, Kekse, Salzstangen) sind meist bekömmlicher.
- Nach dem Essen in aufrechter Haltung sitzen bleiben oder sich mäßig bewegen.
- Tragen Sie lockere Kleidung, die den Bauch nicht einengt.
- Günstig sind kalte Getränke sowie das Lutschen von Eiswürfeln.

Info: Deutsche Krebshilfe: https://www.krebsinformationsdienst.de/leben/uebelkeit/uebelkeit-index.php

Erektionsstörung, Impotenz

Unter einer Erektionsstörung (erektile Dysfunktion, Impotenz) versteht man die mangelnde Versteifungsfähigkeit des Penis bzw. die ungenügende Dauer der Versteifung. Sie kann ohne erkennbare Ursache auftreten oder als Folge anderer behandlungsbedürftiger Erkrankungen, meist Diabetes mellitus (Zuckerkrankheit) oder Hypertonie (Bluthochdruck). Mit zunehmendem Alter und abnehmenden Organfunktionen (u. a. der testosteronproduzierenden Drüsen) sind Erektionsstörungen häufiger (ca. 20 % der 65-Jährigen), können aber von fachkompetenten Ärzten erfolgreich behandelt werden. Erektionsstörungen können verschiedene Ursachen haben, z. B. Beeinträchtigungen der Blutversorgung, des Hormonhaushalts, der Nerven und der Psyche. Meist liegen einer Erektionsstörung mehrere der genannten Ursachen zugrunde.

Als Therapiefolge können Erektionsstörungen auftreten

- als Nebenwirkung von Medikamenten, z. B. Chemotherapeutika, Betablocker, Cholesterinsenker, Antidepressiva, Diuretika, Hormonen;
- nach Operationen, z. B. Prostatakrebs (bei ca. 50 %, insbesondere in fortgeschrittenen Stadien, wenn eine nervenerhaltende Operation nicht möglich ist), Dickdarmkrebs, Bauchaorta-Aneurysma;
- nach Strahlentherapie z. B. des Beckens, der Prostata, des Enddarms;
- als Folge einer erkrankungs-/therapiebedingten psychogenen Störung.

Therapie

Bei sexueller Erregung bewirken Botenstoffe, dass die Schwellkörpermuskulatur erschlafft, der Penis sich mit Blut füllt und aufrichtet. Bei Erektionsstörungen ist dieser Signalweg gestört, kann aber medikamentös korrigiert werden, u. a. durch die Einnahme von Sildenafil (Viagra), Vardenafil (Levitra, Vianza), Tadalafil (Cialis) oder Yohimbin. Studien belegen, dass der Wirkstoff Sildenafil bei ca. 69 % der männlichen Patienten eine Erektion für die Dauer des Geschlechtsverkehrs ermöglicht. Da die Einnahme von Sildenafil mit schwerwiegenden unerwünschten Arzneimittelnebenwirkungen einhergehen kann (insbesondere bei gleichzeitiger Einnahme von blutdrucksenkenden nitrathaltigen Medikamenten, z. B. Nitrolingual, sowie bei Behandlung mit AIDS-Medikamenten), sollten Sie mit dem Arzt Ihres Vertrauens vorab klären, ob das Präparat für Sie geeignet ist.

Lassen Sie sich von Ihrem Urologen beraten, welche therapeutische Maßnahme für Sie individuell die richtige ist. Immer abgeklärt werden sollten therapiebedürftige Grunderkrankungen (z. B. Diabetes mellitus, Bluthochdruck). Meist verschwinden die Erektionsstörungen bei Normalisierung von Blutzucker oder Blutdruck.

So hilft Ihnen die Komplementärmedizin

Bei Impotenz kann es begleitend zur ärztlichen Abklärung hilfreich sein, den Lebensstil zu überdenken. Falls Sie unter starkem Stress stehen, sollten Sie für mehr Ausgleich sorgen: durch Ruhe, Bewegung und gezielte Entspannungsübungen. Achten Sie auch auf eine regelmäßige und ausgewogene Ernährung und verzichten Sie möglichst auf Nikotin und Alkohol. Psychosoziale oder seelische Probleme, durch die Krebserkrankung bedingt, können auch ein auslösender Faktor für Erektionsstörungen sein. Die psychoonkologische Therapie – im Rahmen Ihrer Krebsbehandlung – oder eine psychotherapeutische Behandlung können hier hilfreich sein.

Karl

Ich litt nach Therapieende an Impotenz

» *Nach Abschluss aller Therapie- (Operation, Strahlentherapie) und Rehabilitationsmaßnahmen wegen eines auf die Prostata beschränkten Karzinoms normalisierte sich mein körperliches und seelisches Wohlbefinden sehr schnell. Insbesondere regulierten sich der lästige Stuhl- und Harndrang mit belastungsabhängiger Inkontinenz beim Husten und Heben. Acht Monate nach Abschluss aller Therapiemaßnahmen rückten schließlich Potenzprobleme in den Vordergrund. Das ehemals ausgefüllte Sexualleben mit meiner Frau wurde durch anhaltende Impotenz nachhaltig gestört. Mit der Zeit lernten wir neue wohltuende Praktiken der sexuellen Befriedigung kennen. Als ich meinen Urologen auf potenzsteigernde Maßnahmen ansprach, empfahl er mir (nachdem er einige Untersuchungen bzgl. Herz und Kreislauf durchgeführt hatte) die Einnahme von Viagra. Diese Medikation hat mir das Gefühl gegeben, dass ich gegensteuern kann, und mit der Zeit spürte ich auch erste Erfolge. Es dauerte dann weitere 4–6 Monate, ehe ich (in Kombination mit den neu erlernten Praktiken) ein befriedigendes Sexualleben zurückerlangte.* «

Beckenbodentraining

Dies hat einer Studie zufolge (Universität Bristol, England) vergleichbare Verbesserungsraten wie Viagra (75 % der Teilnehmer profitieren davon, siehe Seite 82).

Info:

- www.impotenz-selbsthilfe.de
- www.dgu.de/erektionsstoerungen

Fertilitätsstörungen – die Fruchtbarkeit erhalten

Die Eierstöcke (Ovarien) beherbergen einen Vorrat an Eizellen, der in der Zeit der Geschlechtsreife aufgebraucht wird. In dieser Zeit treten regelmäßig ruhende, frühe Follikel in die Wachstumsphase ein. In der Regel kommt dann pro Monat bei einem Follikel eine reife Eizelle zum »Eisprung«.

Die zellwachstumshemmende Wirkung von Zytostatika wirkt sich u. a. auch auf die heranwachsenden Follikel in den Eierstöcken aus und reduziert deren Anzahl. Als Ursachen werden diskutiert: Untergang von Versorgungszellen der Eizelle im Follikel sowie von Blutgefäßen zur Durchblutung der Eierstöcke. Der Follikelverbrauch kann im schlimmsten Fall so hoch sein, dass am Ende der Chemotherapie das Eizellreservoir so weit aufgebraucht ist, dass kein normaler Monatszyklus mehr möglich ist.

Das Ausmaß der Schädigung der Eierstöcke durch die Chemotherapie ist variabel und hängt u. a. vom Alter der Betroffenen und der Art der verwendeten Zytostatika, deren Dosierung und deren Anwendungsdauer ab. Belegte Auswirkungen auf die Funktion der Eierstöcke haben u. a. Cyclophosphamid, Cisplatin, Doxorubicin, Vinblastin. Zytostatika, die eher keinen Einfluss auf die Eierstocksfunktion haben, sind u. a. 5-Fluorouracil, Methotrexat, Vincristin.

Wie kann man die Eierstöcke schützen?

Die Eierstöcke können während der Chemotherapie mit einem sogenannten GnRH-Analogon (z. B. Zoladex; als Monats- oder Dreimonatsspritze) geschützt werden. Dies führt zu einer vorübergehenden Hemmung der ovariellen Aktivität durch Hemmung der Ausschüttung von Steuerhormonen des Follikelwachstums aus der Hirnanhangdrüse.

In welchem Ausmaß die Verminderung des ovariellen Stoffwechsels und seiner Durchblutung einen Schutz der Eierstockfunktion vor dem zellwachstumshemmenden Effekt einer Chemotherapie gewährleistet, ist allerdings noch nicht eindeutig belegt.

Vor dem Beginn einer Krebstherapie können Eizellen gewonnen und eingefroren werden, um zu einem späteren Zeitpunkt befruchtet zu werden. Eizellen können auch »in vitro« (im Reagenzglas) befruchtet und eingefroren werden. Dies hat den Vorteil, dass bereits befruchtete Eizellen sich nach dem Auftauen in einem höheren Prozentsatz zu Embryonen entwickeln, als wenn sie nach dem Auftauen befruchtet werden. Eine weitere Möglichkeit besteht im Einfrieren von Eierstockgewebe und anschließender Transplantation.

Info: fertiprotekt.com.

Fieber

Fieber (oder erhöhte Körpertemperatur) ist keine eigenständige Erkrankung, sondern die Reaktion des Körpers auf unterschiedliche Einflüsse, zum Beispiel Krebserkrankungen und deren Behandlungen (Chemo-, Strahlen-, Antibiotika-, Zytokin- oder Wachstumsfaktortherapie), aber auch Infektionen oder Stoffwechselstörungen (z. B. der Schilddrüse).

Unter Chemo- oder Strahlentherapie kann Fieber auftreten, u. a:

- als Reaktion auf eine Infektion, meist Harnwegsinfekt, Lungenentzündung, Wundinfekt
- als Fieber unklarer Herkunft, meist durch nicht diagnostizierte Infektionserreger
- als Reaktion auf den therapiebedingten Krebszellzerfall
- durch die verabreichten Medikamente, z. B. Antikörper, Zytostatika

Fieber signalisiert, dass das körpereigene Abwehrsystem aktiviert wurde, und hat demnach eine unterstützende Funktion. Anhand der Temperatur (rektal gemessen) unterscheidet man:

- erhöhte Temperatur (unter 38 °C)
- mäßiges Fieber (bis 38,5 °C)
- hohes Fieber (über 39 °C)

Achtung: Krebspatienten unter Chemo- oder Strahlentherapie sollten bereits erhöhte Temperaturen (> 37,5 °C), dringend aber Fieber (> 38 °C) ihrem behandelnden Onkologen mitteilen, um bei Bedarf rechtzeitig therapeutische Maßnahmen zu ergreifen! Die wichtigsten Fiebersymptome sind: Anstieg von Temperatur, Puls und Atemfrequenz sowie warme, rote Haut, erhöhter Durst, konzentrierter Urin, Schwindel, Unruhe, Verwirrtheitszustände, Müdigkeit, Kraftlosigkeit, Schüttelfrost, Fieberkrämpfe.

Therapie

Neben der Behandlung der zugrunde liegenden Erkrankung erfolgen Flüssigkeitszufuhr, fiebersenkende und schmerzlindernde medikamentöse Therapie (z. B. Paracetamol, Acetylsalicylsäure, Ibuprofen, Metamizol). Meist ist Fieber durch diese Maßnahmen in den Griff zu bekommen.

So hilft Ihnen die Komplementärmedizin

Dass Sie Fieber haben deutet darauf hin, dass Ihr körpereigenes Abwehrsystem aktiviert wurde. Fieber als Symptom ist nicht prinzipiell behandlungsbedürftig, sondern kann als »Immuntraining« betrachtet werden, solange es das Allgemeinbefinden nicht zu stark beeinträchtigt. Die Ursache des Fiebers sollte jedoch ärztlich abgeklärt werden.

Kleidung

Bei erhöhter Temperatur oder Fieber sollten Sie atmungsaktive Kleidung tragen und vor allem nachts im Bett einen Wärmestau vermeiden. Ihre Aufenthaltsräume sollten nicht überheizt sein und regelmäßig gelüftet werden.

Wadenwickel

Ein Wadenwickel ist eine gute Möglichkeit, den fiebernden Körper zu kühlen. Bereits nach kurzer Zeit stellt sich eine angenehme, kühlende, schmerzlindernde Wirkung ein und der Körper entspannt sich. Dazu taucht man ein Tuch in körperwarmes Wasser, wringt es aus, legt es um die Waden und wickelt ein trockenes Handtuch darum. Nach ca. 10–15 Minuten Tuch erneut nass machen und auflegen. Es handelt sich um eine »Bettanwendung«, d.h., die Behandlung sollte im Liegen erfolgen und über eine Dauer von etwa 1- bis 2 Stunden durchgeführt werden.

Trinken

Da man durch die erhöhte Körpertemperatur mehr Flüssigkeit verliert, ist es wichtig, den Flüssigkeitsverlust auszugleichen:

- Trinken Sie täglich ca. 3 Liter Mineralwasser oder Tee. Empfehlenswert sind auch mit Wasser verdünnte Fruchtsäfte (z.B. Orangensaft), denen Sie ½ Teelöffel Kochsalz und 5 Teelöffel Traubenzucker zugeben (auf ½ Liter Wasser plus ½ Liter Fruchtsaft).
- Die erforderliche Salz- und Elektrolytaufnahme ist auch durch salzhaltige, klare Suppen möglich (insbesondere klare Hühnersuppe, die einer amerikanischen Untersuchung zufolge Abwehrfunktionen aktivieren und Bakterien abtöten soll). Brottrunk kann die Darmfunktionen stabilisieren und etwaige Entzündungsreaktionen abmildern.
- Tees, die die Schweißbildung anregen, sind z.B. Lindenblütentee, Holundertee. Das vermehrte Schwitzen wirkt dem Fieber entgegen, weil der Körper durch die »Verdunstungskälte« abgekühlt wird.
- Tees, die fiebersenkend wirken, sind z.B. Weidenrindentee *(Salix cortex)* und Mädesüßblütentee.

Info: Universität Witten-Herdecke: www.patientenleitlinien.de
AWMF (Arbeitsgemeinschaft der wissenschaftlichen medizinischen Fachgesellschaften: www.awmf.org/leitlinien

Geschmacksstörung

Während der Chemotherapie (am häufigsten und intensivsten bei der Verabreichung von Cisplatin, Doxorubicin, Methotrexat sowie Taxanen) klagen viele Betroffene über einen metallischen, bitteren, salzigen oder unangenehmen Geschmack im Mund sowie über eine herabgesetzte Geschmacksfähigkeit bis hin zum völligen Geschmacksverlust. Hervorgerufen werden diese Empfindungen durch die chemotherapiebedingten Veränderungen an der Mundschleimhaut, die meist mit Mundtrockenheit einhergehen. Diese unangenehmen Veränderungen gehen aber in aller Regel nach der Chemotherapie wieder zurück.

Geschmacksstörungen können hervorgerufen werden durch:

- Beeinträchtigung von Geschmacksknospen in Zunge und Gaumen, z. B. durch Krebsstandardtherapien, Autoimmunerkrankungen, Entzündungen, Vitamin B- und Eisenmangel oder Stoffwechselstörungen (u. a. Diabetes mellitus)
- Beeinträchtigung definierter Gehirnnerven z. B. durch Gehirntumoren bzw. -metastasen, Operationen, Entzündungen, Verletzungen
- Beeinträchtigung der Geschmackswahrnehmung im Gehirn, u. a. durch Gehirntumore, Entzündungen, degenerativen Erkrankungen (u. a. M. Alzheimer)

So hilft Ihnen die Komplementärmedizin

Damit Sie diese vorübergehende Einschränkung möglichst gut überstehen, sollten Sie bei Geschmacksstörungen nur das essen, was Ihnen schmeckt und was Ihnen auch bekommt, und den Anspruch, sich gesund ernähren zu müssen, ein wenig zurückschrauben.

Das hilft bei Geschmacksstörungen

- Berücksichtigen Sie die veränderte geschmackliche Akzeptanz. Die Schwelle für »süß« ist meist erhöht und die für bitter meist herabgesetzt.
- Wenn Sie einen unangenehmen metallischen Geschmack im Mund haben, hilft es möglicherweise, mit Plastikbesteck zu essen.
- Zitronenhaltige Getränke, Bonbons oder Kaugummi stimulieren den Speichelfluss und können schlechten Geschmack beheben.
- Spülen Sie vor dem Essen den Mund mit Wasser aus.
- Milde Gewürze wie Basilikum, Rosmarin oder Oregano können hilfreich sein.
- Übermäßige Süße oder ein fader Nachgeschmack (z. B. von Trinknahrung) kann durch Zugabe von Zitronensaft gemildert werden.
- Marinieren von Fleisch mit Fruchtsäften, Wein, milden Salatdressings oder Sojasoße.

Diese Maßnahmen können die Nahrungsaufnahme zuweilen normalisieren.

Gewichtszunahme

Ungewollte Gewichtszunahmen unter Krebstherapien werden zunehmend häufiger festgestellt und thematisiert. Die zugrunde liegenden Mechanismen werden untersucht und Vermeidungsstrategien werden von Patienten erfragt. Durch Krebstherapie bedingte Gewichtszunahmen sind entweder durch den Lebensstil begründet (übermäßiges/falsches Essen; Bewegungsmangel) oder sie beruhen auf Veränderungen des Stoffwechsel- oder Hormonsystems durch verabreichte Medikamente (z. B. Kortison-, Antihormon-, Diabetes-, antidepressive Therapien sowie hormonelle Verhütungsmittel). Insbesondere Stoffwechselveränderungen und deren Auswirkungen (bei gleicher Nahrungsaufnahme wie vor der Therapie steigt das Körpergewicht langsam an) belasten viele Patienten, da sie zuweilen mit dramatischen und ungewollten Veränderungen des »Körperbildes« und des Selbstbewusstseins einhergehen.

Eine gefürchtete Nebenwirkung beispielsweise von Kortisontherapien ist die ungewollte Gewichtszunahme. Bekannt ist, dass Kortison bestimmte Hirnareale (u. a. den Hypothalamus) dazu angeregt, appetitanregende Neuropeptide freizusetzen, was schließlich zur Gewichtszunahme führt. Die Gewichtszunahme ist auch eine von Patienten unter (Anti-)Hormontherapie häufig beklagte Nebenerscheinung, die allerdings bei den behandelnden Ärzten meist wenig Beachtung findet. Da durch diese nicht zu verbergende Therapienebenwirkung das Selbstwertgefühl und somit die Lebensqualität der Patienten z. T. massiv beeinträchtigt wird, ist die Suche nach der Ursache relevant. Diskutiert wird derzeit, dass durch (Anti-)Hormontherapien eine Reduktion/Verlangsamung des körpereigenen Stoffwechsels herbeigeführt wird. Dies würde therapeutische Möglichkeiten bieten, derartige Nebenwirkungen durch eine Anpassung des Lebensstils zu mindern bzw. zu verhindern.

Ursachen

Ungewollte Gewichtszunahmen müssen nicht zwangsläufig auf übermäßige/falsche Ernährung oder Bewegungsmangel zurückzuführen sein. Es gibt Menschen, die wie vorher essen und sich bewegen, aber trotzdem an Gewicht zunehmen.

Achtung: Gewichtszunahmen müssen nicht grundsätzlich auf Fetteinlagerungen beruhen, da u. a. Muskelaufbau durch Sport, Wassereinlagerungen sowie Schwangerschaft und Wachstumsphasen dazu führen können. Demnach kommt einer fachübergreifenden Beratung, Diagnostik und Therapie große Bedeutung zu, etwa der Zusammenarbeit von

- Endokrinologen, Gynäkologen, Chirurgen: z. B. zur Funktionsprüfung von hormonproduzierenden Organen wie Schilddrüse, Nebennierenrinde, Bauchspeicheldrüse sowie zur Diag-

nostik und Therapie hormonbildender Tumore;
- Psychiatern, Psychologen: z. B. zur Diagnostik/Therapie depressiver, sucht- und stressbedingter Erkrankungen;
- Internisten, Onkologen, Kardiologen, Gastroenterologen: z. B. zur Abklärung und Therapie von Leber-, Herz-, Nieren-, Magen-Darmerkrankungen, Allergien;
- Ernährungs- und Sportwissenschaftlern: z. B. zur Erstellung eines Ernährungs- und Sportplanes.

Therapie

Liegt der ungewollten Gewichtszunahme eine der erwähnten Erkrankungen zugrunde, ist deren Behandlung unverzüglich einzuleiten. Dies führt dann meist als Begleiterscheinung zur Gewichtsnormalisierung.

Falls keine behandlungsbedürftige Grunderkrankung vorliegt, sollten Maßnahmen zur Anpassung des Lebensstils ergriffen werden, u. a.:
- Ernährungsoptimierung (unter Anleitung von Ernährungswissenschaftlern, sogenannten Oecotrophologen).
- Anleitung zur körperlichen Aktivität (durch Sportwissenschaftler).
- Die Weltgesundheitsorganisation (WHO) empfiehlt, sich an 5–7 Tagen pro Woche mindestens 30 Minuten zu bewegen.

Achtung: Ernährungsoptimierung und körperliche Aktivierung sollten unbedingt zusammen erfolgen, um einer ungewollten Gewichtszunahme langfristig »zu Leibe zu rücken«. Die Kombination von ausgewogener Ernährung und Stoffwechselaktivierung ist der Garant für eine andauernde Gewichtsnormalisierung, die durch Diäten alleine in der Regel nicht erreichbar ist.

Tipp Wenn Sie von sportlicher Aktivität figürlich profitieren möchten (und nicht nur konditionsmäßig), dann beachten Sie folgende Tipps:
- Nach ca. 30–45 Minuten körperlicher Aktivität ist der Stoffwechsel optimal aktiviert und »knabbert« die körpereigenen Fettreserven an. Daher sollten Sie unbedingt auf den Zeitrahmen Ihrer körperlichen Aktivitäten achten. Bezüglich Gewichtsentwicklung wäre es günstiger, dreimal pro Woche eine Stunde Sport zu treiben, als täglich eine halbe Stunde!
- Nachdem Sie eine angemessene Zeit körperlich aktiv waren und Ihren Stoffwechsel angeregt haben, an den körpereigenen Fettreserven zu »knabbern«, sollten Sie in der ersten Stunde hinterher nichts Kalorienhaltiges essen und trinken. Die Aufnahme von Kalorien über Nahrung oder Getränke blockiert den Abbau von körpereigenem Fett durch den aktivierten Stoffwechsel.

Haarausfall

Eine besonders belastende Nebenwirkung der Chemotherapie ist der Haarausfall. Die Zytostatika wirken besonders stark auf die Zellen, die sich schnell teilen. Das sind neben den Krebszellen eben auch gesunde Körperzellen wie die Schleimhautzellen und die Haarwurzelzellen. Die Zellteilung der schnell wachsenden Haarwurzelzellen wird gehemmt und es kommt zum Haarausfall. Betroffen sind überwiegend die Kopfhaare, es kann aber zum Verlust der gesamten Körperbehaarung kommen.

Das Risiko des Haarausfalls hängt u. a. ab

- von der verabreichten Dosis
- von der Substanzklasse der Zytostatika
  - starker Haarausfall z. B. bei Paclitaxel (Taxol), Docetaxel (Taxotere), Cyclophosphamid (Endoxan), Epirubicin (Farmorubicin); Cisplatin, Hycamtin
  - eher selten bei Xeloda, Avastin

Der Haarausfall tritt meist einige Wochen nach Therapiebeginn auf. Zwei bis sechs Monate nach Beendigung der Therapie (manchmal bereits unter laufender Therapie) wächst das Haar in der Regel nach.

Iris

Ich besorgte mir schon vor der Chemo eine Perücke

» Noch vor meiner ersten Chemotherapie besorgte ich mir von meiner Frauenärztin ein Rezept für eine Perücke. Da ich auf keinen Fall wollte, dass bereits auf den ersten Blick zu erkennen ist, dass ich eine Perücke trage, entschied ich mich für eine Echthaarperücke, die mit meiner Haarfarbe und Haarlänge übereinstimmte. Mein Tipp: Die Haare zu verlieren, ist für viele Frauen sehr schlimm, denn sie sind schließlich ein Zeichen der Weiblichkeit. Achten Sie daher auf eine gut sitzende und gut aussehende Perücke, denn sie kann dazu beitragen, die Lebensqualität zu stabilisieren bzw. zu erhalten. «

Auch die Strahlentherapie schädigt Haarwurzelzellen. Ob Haare ausfallen, hängt von der Strahlendosis, die direkt auf die Haarwurzeln trifft, ab. Am intensivsten werden die Haarwurzelzellen bei Bestrahlung des Kopfes, z. B. wegen Hirntumor oder Hirnmetastasen, geschädigt.

Eine Strahlentherapie an anderen Körperregionen (z. B. Brust, Prostata) hingegen bewirkt keinen Haarausfall am Kopf.

Kühlung (z. B. durch Kühlkopfhauben) verhindert, dass Haarwurzelzellen inaktiviert werden.

Therapie

Um den Haarwuchs anzuregen bzw. zu unterstützen, wirkt lokal aufgetragenes Minoxidil (Präparate: Regaine 2% für Frauen; Regaine 5% für Männer; erhältlich in Apotheken). Bitte führen Sie diese Therapie immer unter Anleitung eines Arztes durch!

So hilft Ihnen die Komplementärmedizin

- Wenn Sie sich die Haare bereits vor der Therapie kurz schneiden lassen, kann das die seelische Belastung des Haarverlusts meist etwas mildern.
- Falls Sie den Haarausfall mit einer Perücke kaschieren wollen, empfiehlt es sich, diese bereits vor Therapiebeginn auszusuchen.

Achtung: Verschiedene Maßnahmen zur Vermeidung des Haarausfalls unter Krebstherapie wurden überprüft. Bislang hat keines der im Folgenden genannten Verfahren nachvollziehbare Wirkung. Sie werden zwar werbewirksam angepriesen, empfehlenswert sind sie allerdings nicht:

- zur lokalen Anwendung: Shampoos, Kurspülungen und Haarwässer (z.B. Thymu-Skin), kolloidales Nano-Silizium DynamSi
- oral einzunehmen: Vitamin-E, Biotin (Vitamin H), Bockshorn und Mikronährstoff-Haarkapseln

Die Die Haaranlage bleibt i. d. R. bei Krebstherapien unbeschädigt. Das Haar wächst nach der Behandlung ganz normal nach.

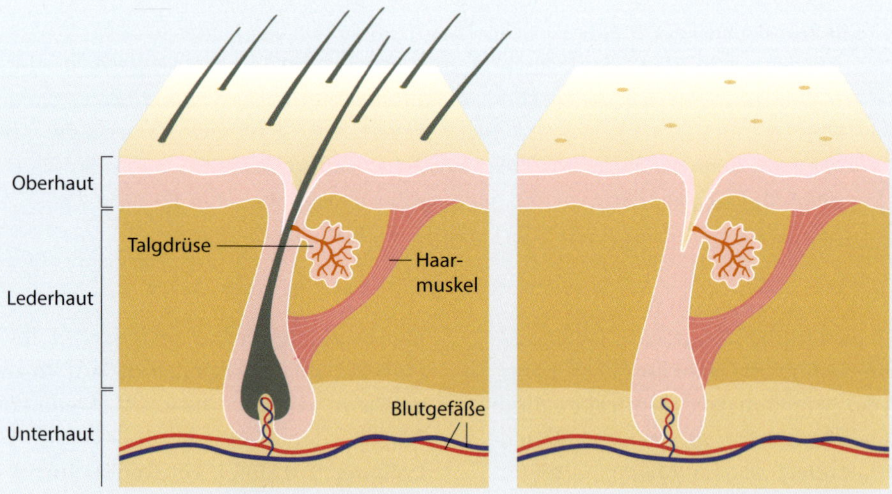

Gesunde Haaranlage

Haaranlage bei Krebstherapie

Hand-Fuß-Syndrom

Unter Hand-Fuß-Syndrom versteht man schmerzhafte Symptome, die an den Handflächen und Fußsohlen als unerwünschte Nebenwirkung von Chemotherapien (häufig bei z. B. Capecetabin, Xeloda; Docetaxel, Taxotere; Paclitaxel, Taxol; Cyclophosphamid, Endoxan; Fluorouracil; Sunitinib; Sorafenib) auftreten können, z. B. Rötungen, Schwellungen, Schuppungen, Einrisse, Entzündungen, Missempfindungen. Die Schwere kann unterschiedlich ausgeprägt sein und bis zu einer völligen Behinderung bei Alltagstätigkeiten führen. Die Ursachen der Entstehung sind bislang unbekannt.

Achtung: In schweren Fällen kann eine Reduktion der Chemotherapiedosis die Symptome lindern; in ausgeprägten Fällen kann eine Änderung des Chemotherapieschemas notwendig sein.

Therapie

Zur Vorbeugung und zur Therapie gehören folgende Maßnahmen:

- Tragen Sie regelmäßig fettende, unparfümierte und allergenfreie Hautsalben auf (z. B. vaselinehaltige oder lanolinhaltige Salben); ein Tropfen Olivenöl hat den gleichen Effekt.
- Baumwollhandschuhe und gepolsterte Schuhe schützen vor Verletzungen.
- Belastungen der Handflächen und der Fußsohlen möglichst vermeiden.
- Regelmäßig kalte Hand- und Fußbäder durchführen.
- Bei Bedarf Schmerzmittel oder lokal Kortisonsalbe anwenden.

So hilft Ihnen die Komplementärmedizin

Beugen Sie vor, indem Sie die oben genannten Maßnahmen durchführen, insbesondere wenn bei Ihnen eine Chemotherapie z. B. mit Xeloda, Taxotere, Taxol, Endoxan, 5-Fluorouracil, Sunitinib oder Sorafenib ansteht.

Vitamin B_6 (Pyridoxin) hat in einer kleineren klinischen Studie Wirkung gezeigt, da es die Entstehung des Hand-Fuß-Syndroms verzögern bzw. die Symptome bei bestehender Erkrankung mildern kann. Dazu nimmt man dreimal täglich 50–100 mg Vitamin B_6 ein.

Hand- oder Fußbad mit abgekochtem Leinsamen

Wenn Ihre Hände oder Füße chemotherapiebedingt rissig, gerötet oder entzündet sind, können warme Bäder mit abgekochtem Leinsamen lindernd wirken. Lassen Sie dazu 5 Esslöffel geschroteten Leinsamen ca. 5 Minuten in 2–3 Liter Wasser aufkochen und baden Sie, wenn sie etwas abkühlt ist, Ihre Hände oder Füße in der angenehm temperierten Flüssigkeit. Die ausgekochten Eiweißsubstanzen aus dem Leinsamen bilden eine Schutzschicht auf Händen bzw. Füßen und beschleunigen den Heilungsprozess.

Ingrid

Ich konnte Hände und Füße kaum noch belasten

» *Die Leinsamen-Badeaktion habe ich mittlerweile fünfmal durchgeführt und bin überrascht, wie gut das funktioniert. Meine Hand- und Fußsohlen, die ich nicht mehr belasten konnte, weil die Hautschrunden und Hautrisse äußerst schmerzhaft und entzündet waren, haben sich wesentlich gebessert. Ich kann wieder halbwegs unauffällig gehen und mit meinen Händen die Gegenstände des täglichen Lebens (Messer, Gabel, Schere) halten. Ich danke Ihnen herzlich für diesen Tipp aus der ›traditionellen Naturheilkunde‹, er hat mir sehr viel an Lebensqualität zurückgegeben.* «

Harninkontinenz

Unter Harninkontinenz versteht man die Unfähigkeit, den Urin in der Blase zu halten. Harninkontinenz geht häufig einher mit Blasenfunktionsstörungen bzw. Entleerungsstörungen, nimmt mit dem Alter zu und ist eine häufig auftretende unerwünschte Nebenwirkung von Krebsoperationen, z.B. von Prostata-, Eierstock-, Darm-, Nieren- und Blasenkrebs, sowie von Chemo- und Strahlentherapien.

Zu den Ursachen der Harninkontinenz gehören u. a.

- Schließmuskelschwäche:
  - bei Frauen u.a. nach Überdehnung des Beckenbodens durch Unterleibskrebse oder deren Operation
  - bei Männern u.a. nach Prostatakrebsbehandlungen (z.B. Prostataoperation oder -bestrahlung)
- Absinken des Hormonspiegels, z.B. unter (Anti-)Hormontherapien; bewirkt u.a.:
  - Veränderungen an Schleimhäuten (werden trockener, dünner, verletzlicher)
  - Veränderung der Beckenbodenmuskulatur (wird schwächer), wodurch die Blase absinkt und deren »Verschluss« nicht mehr gewährleistet ist
- verschiedene Erkrankungen, u.a. Rückenmarks- und Nervenerkrankungen (z.B. Krebs oder Metastasen)

Je nach Symptomatik unterscheidet man

- Belastungs- oder Stressinkontinenz (bei körperlicher Belastung, z.B. Heben, Niesen, Lachen, Tragen),
- Dranginkontinenz (Harndrang mit Urinverlust bei Unfähigkeit zur willentlichen Urinentleerung),
- Überlaufinkontinenz (unfreiwilliger tropfenweiser Urinverlust bei stark gefüllter Harnblase, deren Entleerung durch ein Abflusshindernis, meist eine vergrößerte Prostata, gestört ist).

Therapie

Die Therapie der Harninkontinenz richtet sich nach dem Inkontinenztyp und sollte fachärztlich angeordnet und überwacht werden, z.B. bei

- Stressinkontinenz: Beckenbodentraining eventuell mit Elektrostimulation, operative Wiederherstellung der Beckenbodenfunktion, medikamentös bei geringgradiger Stressinkontinenz;
- Dranginkontinenz: medikamentöse und operative Behandlungsmöglichkeiten;
- Überlaufinkontinenz: Behandlung in Abhängigkeit von der zugrunde liegenden Erkrankung.

Achtung: Diverse homöopathische Arzneimittel werden angeboten. Therapieerfolge sind allerdings bislang nicht belegt!

So hilft Ihnen die Komplementärmedizin

- Leeren Sie Ihre Blase immer in Ruhe und immer zu bestimmten Zeiten.
- Um ein Gefühl für den Schließmuskel zu bekommen, können Sie das Urinieren kurzzeitig unterbrechen.
- Über den Tag verteilt trinken, nicht vor dem Schlafen.
- Trainieren Sie Ihren Beckenboden. Einfache Übungen dazu finden Sie auf dieser Seite.
- Apotheken, Sanitätshäuser oder Drogerien bieten Hilfsmittel an, die Sicherheit, Unauffälligkeit, Hautschutz und Tragekomfort gewährleisten, um den Alltag trotz Harninkontinenz zu meistern, z. B. Slipeinlagen, Pessare.

Info: Deutsche Gesellschaft für Urologie: www.dgu.de/harninkontinenz

So trainieren Sie Ihren Beckenboden

Wenn Sie an der Prostata operiert wurden, kann es sein, dass Sie den Harn nicht mehr richtig halten können (Harninkontinenz), nach einer Darmoperation ergibt sich dieses Problem mitunter auch für den Stuhl (Stuhlinkontinenz). Oft bildet sich diese Störung nach einigen Wochen oder Monaten zurück.

Sie kann jedoch auch dauerhaft bestehen bleiben, vor allem wenn man nicht früh genug mit geeigneten Übungen gegensteuert.

Für die Inkontinenz ist die teilweise oder vollständige Schwäche der Beckenbodenmuskulatur verantwortlich. Wie auch bei anderen Muskeln können Sie hier durch Training einiges bewirken. Wesentlich dabei ist eine konsequente Beckenbodengymnastik. Normalerweise erlernen Sie die Übungen unter Anleitung eines Krankengymnasten und führen sie dann später selbstständig aus.

Anleitung

- Kippen Sie, auf einem harten Stuhl sitzend, Ihr Becken vor und zurück, vom Hohlkreuz in den Rundrücken, hin und her.
- Dabei spüren Sie deutlich die beiden Knochen (Sitzbeinhöcker), auf denen Sie sitzen.
- Kippen Sie das Becken nun nach rechts und links. Wieder spüren Sie die beiden Sitzbeinhöcker.
- Kreisen Sie jetzt mit dem Becken. Innerhalb dieses Kreises befindet sich die Beckenbodenmuskulatur. Es bewegt sich nur das Becken vor und zurück.
- Wenn Sie sich jetzt zu dieser Übung z. B. auf ein Kirschkernkissen setzen, spüren Sie Ihren Beckenbodenbereich noch deutlicher. Stellen Sie sich nun vor, dass Sie die Sitzbeinhöcker zusammenziehen und die Kirschkerne durch die Beckenbodenmuskulatur »hochziehen«. Wenn Sie diesen inneren Spannungsaufbau deutlich gespürt haben, sollten Sie dieses Gefühl mit in den Alltag nehmen und ganz bewusst in alltäglichen Situationen einsetzen.

- Verstärken Sie, wenn Sie können und mögen, langsam Ihre Vor- und Rückwärtsbewegungen.
- In der Rückwärtsbewegung heben Sie nun abwechselnd die Beine vom Boden ab, was die Bauchmuskulatur zusätzlich fordert.
- Vergrößern Sie diesen Schwung so weit, dass das Gesäß den Kontakt mit dem Stuhl verliert. Sie können sich zu Beginn mit den Händen auf den Oberschenkeln abstützen. Denken Sie stets daran weiterzuatmen, weil dies den stimulierenden Effekt auf die Beckenbodenmuskulatur ausmacht.
- Zur Erholung können Sie sich jetzt hinknien und vornüber auf den Unterarmen abstützen. In dieser Position unterstützen Zwerchfell und Schwerkraft deutlich die Bewegung und Entlastung des Beckenbodens.

Der Erfolg stellt sich erst nach 4–6 Wochen intensiven Trainings ein. Sie sollten dafür täglich einige Minuten Zeit erübrigen. Wichtig ist es, dass Sie auch danach konsequent weitertrainieren, denn wie andere Muskeln auch, erschlafft die Beckenbodenmuskulatur wieder, wenn sie nicht eingesetzt wird.

Hautausschlag

Mit der Einführung von dosisintensivierten (Hochdosis-) Chemotherapien sowie von kombinierten Behandlungskonzepten (z. B. Chemo- plus Strahlen- plus Antikörpertherapien) ist die Bedeutung von unerwünschten Nebenwirkungen an Haut, Haaren und Nägeln deutlich gestiegen. Praktisch jeder Krebspatient erfährt während seiner Behandlung derartige Nebenwirkungen an der Haut, u. a. Schmerzen, Licht- und Druckempfindlichkeit, Rötung, Ekzembildung, Infektneigung oder allergische Reaktionen. In der Regel haben Zytostatikakombinationen größere Auswirkungen auf Haut und Schleimhäute, Haare oder Nägel als die Gabe von Einzelsubstanzen. Die Nebenwirkungen beruhen u. a. auf der hohen Wachstumsrate von Zellen der Haut und der Hautanhangsgebilde, die durch die zellwachstumshemmenden Zytostatika reversibel (vorübergehend) im Wachstum gehemmt werden. Die Liste der hautschädigenden Krebsmedikationen ist lang und umfasst insbesondere Taxotere, Taxol, Xeloda, Cisplatin, 5-Fluorouracil, Endoxan, Epirubicin und Methotrexat.

Therapie

Die Therapie des Hautausschlags erfolgt immer ursachenbezogen und bei Bedarf medikamentös (lokal oder systemisch), u. a. mit Vitamin-D-, Salicylsäure- oder Kortisonpräparaten bzw. Retinoiden oder Photo- und Lasertherapie.

So hilft Ihnen die Komplementärmedizin

Zunächst sollten die Ursache der Hauterscheinung und die Notwendigkeit einer spezifischen Therapie ärztlich abgeklärt werden.

Allgemein ist es bei Hautausschlägen wichtig, auf eine ausgewogene Ernährung zu achten und unverträgliche Lebensmittel zu meiden. Auch körperliche Aktivität, psychisches Wohlbefinden und Schutz vor Infektionen sind wichtige Faktoren, die zur Hautgesundheit beitragen.

Natriumselenit

Dies ist in Trinkampullen erhältlich, z. B. Cefasel, selenase, selen-loges, Seltrans; allerdings trinken Sie die Flüssigkeit bei Hautausschlag nicht, sondern tupfen sie mehrmals täglich mit einem Wattetupfer auf die befallenen Körperregionen.

Die antioxidative Wirkung des Selens hemmt den Entzündungsprozess und trägt zum schnelleren Abheilen der Hautausschläge bei.

Nachtkerzenöl

Das Öl kann zur Linderung diverser Hautausschläge (insbesondere Ekzeme) beitragen. Es enthält γ-Linolensäure und ist in Kapselform zum Einnehmen oder als Öl zur äußeren Anwendung erhältlich.

Brottrunk

Um freie Radikale zu bekämpfen, die die Hautausschläge auslösen bzw. aufrechterhalten, können Sie Brottrunk entweder trinken oder die betroffene Körperregion damit einreiben.

Eberraute-Tee

Das Gleiche gilt für den Eberraute-Tee; die pflanzlichen Inhaltsstoffe hemmen die Histaminausschüttung und wirken allergischen Beschwerden entgegen.

Kolostrum-Extrakt

Bei allergischen Hautausschlägen ist auch der schon mehrfach beschriebene Kolostrum-Extrakt zu empfehlen (siehe Allergie, Seite 25), da er ein Eiweiß (PRP) enthält, das die Zellmembranen von Mastzellen stabilisiert und die Freisetzung des allergieauslösenden Histamins blockiert.

Heiserkeit

In der Regel stellt Heiserkeit – also eine raue, belegte oder krächzende Stimme – keinen Anlass zur Besorgnis dar. Sie tritt meist im Gefolge von Erkältungskrankheiten auf und verschwindet mit Besserung der Erkältungsbeschwerden. Mitunter werden die Stimmbänder auch durch lautes Reden oder Schreien überanstrengt. Aber auch Tumore der Stimmbänder (gutartige, z.B. Polypen, Papillome, oder bösartige, z.B. Stimmbandkarzinom) können sich durch Heiserkeit bemerkbar machen.

Therapie

Die Therapie richtet sich nach den Symptomen und umfasst insbesondere die Schonung der Stimme. Länger andauernde oder mit Schmerzen verbundene Heiserkeit sollte immer von einem Arzt abgeklärt werden.

So hilft Ihnen die Komplementärmedizin

- Das Wichtigste ist natürlich, die angegriffene Stimme zu schonen und wenig bzw. nicht zu sprechen.
- Verzichten Sie nach Möglichkeit aufs Rauchen und meiden Sie verrauchte Räume.
- Besonders im Winter bei trockener Heizungsluft ist es wichtig, für eine ausreichende Luftfeuchtigkeit zu sorgen, beispielsweise durch regelmäßiges Lüften und Befeuchten der Raumluft.
- Heiße Getränke lösen die Verschleimung.
- Trinken Sie rote Säfte; roter Farbstoff wirkt stark antioxidativ und neutralisiert freie Radikale, die Entzündungen aufrechterhalten.
- Die Speichelproduktion können Sie z.B. mit Zitronenbonbons oder Isländisch-Moos-Pastillen anregen.
- Inhalieren Sie: Geben Sie dazu Kamillenessenz oder Kochsalz in kochendes Wasser und halten Sie den Kopf, den Sie mit einem Handtuch bedecken, über das dampfende Gefäß, um ca. 10–15 Minuten zu inhalieren.

Quarkwickel

Hier handelt es sich um ein altes Hausrezept, das kühlend, abschwellend und entzündungshemmend wirkt. Verteilen Sie gewöhnlichen, kühlen (aber nicht direkt aus dem Kühlschrank entnommenen) Speisequark gleichmäßig fingerdick auf einem Leinen- oder Baumwolltuch und legen Sie es mit der Quarkseite um den Hals. Umwickeln Sie das Tuch mit einem Wollschal oder weiteren Tuch und lassen Sie den Quark 30–60 Minuten einwirken. Quarkwickel nicht auf Schürf- oder offene Wunden auflegen.

Herpesinfektion

Herpesviren sind weltweit verbreitet, etwa 85–90 % der Weltbevölkerung sind infiziert. Die Viren bleiben nach Erstinfektion lebenslang im Körper (in Zellen des Zentralnervensystems), sodass es zum wiederholten Ausbruch einer Herpesinfektion kommen kann. Die wichtigsten Erreger sind: *Herpes simplex* Typ 1 (Lippenherpes), *Herpes simplex* Typ 2 (Genitalherpes) sowie Varizellenviren (bei Erstbefall Windpocken, bei wiederholtem Befall Gürtelrose).

Ist das Immunsystem geschwächt, beispielsweise durch eine Krebserkrankung oder Krebstherapie (siehe Abwehrschwäche, Seite 16), Stress oder Hormonschwankungen, kann es zur Reinfektion kommen, bei der sich flüssigkeitsgefüllte Bläschen an den Lippen oder im Genitalbereich zeigen. Die Flüssigkeit in den Bläschen enthält die Herpesviren, ist also ansteckend.

Therapie

Eine medikamentöse Therapie ist meist nicht erforderlich. Bei schwer verlaufenden Infekten hat sich die (lokale oder systemische) Behandlung mit Virostatika (z. B. Aciclovir, Valaciclovir, Penciclovir) bewährt. Die medikamentöse Therapie sollte immer durch einen Arzt eingeleitet und überwacht werden.

So hilft Ihnen die Komplementärmedizin

Zink
Zink ist ein Spurenelement und aktiviert Abwehrzellen gegen Infektionserreger, u. a. Herpesviren, und kann den Heilungsprozess unterstützen, z. B. Zinkorotat Tabletten: 10–20 mg pro Tag.

Zinksulfatsalbe und Extrakt der Zitronenmelisse enthalten milde desinfizierende Inhaltsstoffe (z. B. ätherische Öle, Gerbstoffe, Bitterstoffe, Zink) und können die Symptomatik von Lippenherpesinfektionen mildern.

Eberraute-Tee
Das ist ein pflanzliches Heilmittel, das traditionell zur Vorbeugung und Therapie von Infektionen mit *Herpes simplex*-Viren angewendet wird. Solange Herpesbläschen vorhanden und symptomatisch sind, trinken Sie morgens und abends eine Tasse Eberraute-Tee.

Kolostrum-Extrakt
Der Extrakt wirkt entzündlichen Hauterkrankungen, u. a. durch Herpesinfektionen, entgegen.

Natriumselenit
Tupfen Sie die Flüssigkeit mehrmals täglich auf die Herpesbläschen. Die antioxidative Wirkung des Selens hemmt den Entzündungsprozess.

Teebaumöl
Teebaumöl ist ein traditionelles Heilmittel aus Australien.

Die Wirksubstanzen sind u. a. ätherische Öle, die entzündungshemmend und wundheilend wirken. Lokal angewendet (mehrmals täglich mit Wattestäbchen aufgetragen) kann Teebaumöl die Heilung von Lippenherpes beschleunigen.

Allergische Reaktionen auf Teebaumöl sind möglich.

Daher sollte vor dessen Anwendung an den Lippen ein Tropfen auf die Haut gegeben werden, um eine eventuelle allergische Reaktionsbereitschaft zu erkennen. Augen und Schleimhäute müssen unbedingt vor dem Kontakt mit Teebaumöl geschützt werden!

Hitzewallungen

Ursache der Hitzewallungen sind überwiegend Störungen der östrogenabhängigen Wärmeregulation im Gehirn. Sinkt der Östrogenspiegel, werden die Blutgefäße erweitert, sodass mehr Blut durch die Haut fließen kann. Dies wird als Hitzeschub empfunden. Schwankungen bzw. Veränderungen im Hormonspiegel treten natürlicherweise in den Wechseljahren (mit nachlassender Funktion der Eierstöcke) auf oder sie entstehen im Gefolge von Krebstherapien, z. B. Chemo-, Strahlen- und insbesondere Antihormontherapien (durch therapiebedingte Hemmung der Eierstocksfunktion, insbesondere der Hormonbildung und -freisetzung).

Achtung: Liegt bei Ihnen ein hormonrezeptorpositiver Krebs vor, was insbesondere bei Brust- und Eierstockskrebs, aber auch bei Prostatakrebs der Fall sein könnte, sollte jede Art der Hormontherapie (insbesondere auch Phytohormontherapie) ausschließlich bedarfsangepasst und nur in Absprache und unter Kontrolle Ihres behandelnden Arztes erfolgen! Hormonrezeptorpositive Krebszellen benötigen verschiedene Hormone (u. a. Östrogen, Gestagen, Testosteron), um wachsen zu können.

Daher ist jedwede Hormontherapie (insbesondere auch mittels Phytohormonen) mit der Gefahr verbunden, das Wachstum der hormonrezeptorpositiven Krebszellen anzuregen.

Therapie

Hitzewallungen können die Lebensqualität massiv beeinträchtigen. Falls das bei Ihnen der Fall sein sollte, lassen Sie sich ärztlich beraten und behandeln, zum Beispiel mit Hormonersatztherapie oder mit Pflanzenextrakten, die Phytoöstrogene, also östrogenähnliche, pflanzliche Substanzen enthalten.

Für wen sind Phytoöstrogene und Isoflavone geeignet? Für gesunde Frauen in den Wechseljahren bzw. Frauen, die an einem hormonrezeptornegativen Krebs leiden bzw. deswegen erfolgreich behandelt wurden, können phytoöstrogenhaltige Extrakte aus Rotklee, Traubensilberkerze und Soja sowie isoflavonhaltige Nahrungsergänzungsmittel bei Hitzewallungen hilfreich sein. Ihre Einnahme sollte aber immer individuell erfolgen und mit dem betreuenden Frauenarzt abgesprochen werden. Entsprechende Präparate sind in Apotheken, Drogeriemärkten und Supermärkten erhältlich.

So hilft Ihnen die Komplementärmedizin

Ohne Einschränkungen empfehlenswert, insbesondere auch für Frauen, die wegen eines hormonrezeptorpositiven Krebses behandelt werden bzw. erfolgreich behandelt wurden, sind folgende Maßnahmen:

- zweckmäßige Kleidung tragen,
- Kühlung verschaffen,
- Auslöser von Hitzewallungen meiden,

- Sport treiben bzw. körperlich aktiv sein,
- Entspannungsübungen zur Stressreduktion ausführen.

Salbeiextrakt (z. B. Sweatosan; Dosierung: dreimal täglich 100–150 mg) oder Salbeitee enthalten kein Phytoöstrogen, haben aber einen direkt hemmenden Einfluss auf Schweißdrüsen und können deren Tätigkeit reduzieren.

Durch Muskeltätigkeit werden unbedenkliche Hormonmengen freigesetzt, die Hitzewallungen entgegenwirken können.

Husten

Man unterscheidet trockenen Reizhusten, der als Reaktion auf Rauch, Staub, Allergene, Medikamente sowie als Ausdruck von Erkrankungen wie Krebs (oder deren Therapie) entstehen kann und schleimproduzierenden Husten im Gefolge eines grippalen Infekts (Erkältung) oder einer Bronchitis, der meist mit Schnupfen, Heiserkeit, Halsschmerzen oder Fieber einhergeht. Im Zusammenhang mit Krebserkrankungen tritt Husten auf, wenn der Krebs (z. B. Lungen-, Kehlkopf-, Speiseröhrenkrebs) oder dessen Metastasen (u. a. bei Brust-, Prostata-, Nieren-, Darmkrebs) Bronchien, Lunge oder Gehirn befallen haben.

Krebstherapien (z. B. Chemo-, Antikörper- und insbesondere Strahlentherapien, die die Lunge im Strahlenfeld haben) können Husten hervorrufen, da therapiebedingt Entzündungen, Verwachsungen, Verklebungen durch Zelluntergang in der Lunge oder aber eine Aktivierung des Hustenzentrums im Gehirn erfolgen können.

Therapie

Das Symptom Husten sollte ärztlich abgeklärt werden, wenn

- der Husten länger als zwei Wochen andauert und sich nicht bessert,
- Atembeschwerden oder hohes Fieber hinzukommen (Verdacht auf Lungenentzündung),
- blutiger Auswurf auftritt,
- Verdacht auf Keuchhusten oder Asthma besteht,
- abwehrgeschwächte oder alte Menschen sowie Säuglinge oder Schwangere betroffen sind,
- eine Krebserkrankung vorliegt, die mit Lungenbeteiligung einhergeht, bzw. bei Krebstherapien (z. B. Strahlentherapie, wenn die Lunge im Strahlenfeld liegt, sowie bei Chemotherapien, die zu Entzündungen durch Zelluntergang oder Abwehrschwäche führen).

Bei Bedarf und auf ärztliche Anordnung: Schleimlösende (z. B. Acetylcystein, Ambroxol), schmerzstillende (z. B. Paracetamol, Acetylsalicylsäure, Ibuprofen) oder hustenstillende (z. B. Codein) Medikamente einnehmen.

So hilft Ihnen die Komplementärmedizin

Hilfreiche Maßnahmen bei schleimproduzierendem Husten wurden bereits unter Bronchitis (Seite 54) beschrieben. Bei trockenem Reizhusten ist dagegen die Dämpfung des Hustens angezeigt, da keine größeren Mengen Sekret produziert werden, die abgehustet werden sollten.

Dazu eignen sich folgende Mittel:

- Lutschbonbons mit ätherischen Ölen oder Isländisch Moos wirken hustenstillend, krampflösend und desinfizierend.

- Efeusirup oder Efeuextrakttabletten (Prospan) enthalten Saponine, die zähen, hustenauslösenden Schleim verflüssigen (der dann leichter abgehustet werden kann) und die Bronchien erweitern. Klinische Studien belegen die hustenstillende Wirksamkeit von Efeuextrakten und -sirup.
- Warme Brustwickel: Ein feuchtwarmes Leinentuch (ca. 40–42 °C) um die Brust wickeln. Darüber ein Baumwolltuch und ca. 30 Minuten (bzw. solange es als warm empfunden wird) belassen.

Achtung: Die Kombination von schleimlösenden und hustenstillenden Maßnahmen ist nicht sinnvoll, da der gelöste Schleim durch die Dämpfung des Hustens nicht abgehustet werden kann.

Juckreiz

Juckreiz ist keine eigenständige Erkrankung, sondern ein Symptom. Er entsteht meist in der Haut, aber auch entlang von Nervenfasern, im Gehirn oder psychogen (gesteuert über die Psyche). Die Ursachen für Juckreiz sind meist nicht eindeutig nachweisbar.

In Betracht kommen u. a.:

- Krebserkrankungen (insbesondere Leukämie, Lymphome aber auch andere Krebsarten)
- Krebstherapien u. a.
  - Zytostatika: Docetaxel, Epirubicin, Gemcitabin, 5-Fluorouracil, Methotrexat, Temozolomid
  - Schmerzmittel: Opiate
  - Antihormontherapie: Tamoxifen, Aromatasehemmer
  - Strahlentherapie
- sogenannte paraneoplastische Syndrome (Symptome, die von Tumoren selbst oder durch deren Stoffwechsel- bzw. Zerfallsprodukte hervorgerufen werden)
- Verlegung der Abflusswege bei Leber- oder Nierenerkrankungen, die durch einen Tumor oder Metastasen, aber auch nicht tumorös entstanden sein können (Rückstau von Gallenflüssigkeit oder Urin)
- trockene Haut und deren Folgeerscheinungen (Schuppung, Rötung, Einrisse, Entzündung)
- Mangelerscheinungen (Eisenmangelanämie)

Therapie

Vorrangig ist immer die Behandlung einer eventuellen Grunderkrankung inklusive Ernährungsoptimierung, Hautpflege, psychologischer Betreuung sowie medikamentöser Behandlung von hartnäckigem Juckreiz mit Kortisonpräparaten oder Antihistaminika (z. B. Cimetidin).

So hilft Ihnen die Komplementärmedizin

- Bevorzugen Sie luftige, kühlende Kleidung (aus Leinen, Seide oder Baumwolle), da Hitze den Juckreiz meist verstärkt.
- Lassen Sie die Haut nicht austrocknen, empfehlenswert sind rückfettende Seifen und Badezusätze sowie nicht allergisierende fetthaltige Salben (vaseline- oder lanolinhaltig).
- Verwenden Sie für die Hautpflege Seifen, Lotionen und Cremes ohne Parfüm oder Deodorantzusätze.
- Kühlung der betroffenen Körperregion kann Linderung verschaffen.
- Ringelblumensalbe *(Calendula officinalis)* mehrmals täglich auf die betroffenen Hautbereiche auftragen.
- Lichttherapie mit UVB-Strahlen (Phototherapie) kann juckreizlindernd wirken.

Info: Hautklinik der Universität Münster: www.juckreiz-informationen.de

Karies

Karies ist eine Infektionskrankheit der Zähne, die durch Bakterien ausgelöst wird. Die Bakterien bleiben an den Zahnoberflächen haften und können durch ihre sauren Stoffwechselprodukte den Zahnschmelz, also die feste, oberste Schutzschicht des Zahnes, schädigen. Karies ist die häufigste Infektionskrankheit weltweit, von der ca. 90 % der Bevölkerung betroffen sind.

Die Ursachen der Entstehung sind bekannt und umfassen u. a.:

- ererbte Faktoren, wie Mineralqualität der Zähne, Speichelmenge und -zusammensetzung;
- individuelle, veränderbare Faktoren, wie beispielsweise ungenügende Mundhygiene, die zur Bildung von Zahnbelag (Plaque) führt, sowie Ernährungsgewohnheiten (viel Zucker und zuckerhaltige Speisen);
- auch Krebstherapien, die ebenfalls zur Kariesentstehung beitragen können, insbesondere eine Strahlentherapie des Mund- und Rachenraums sowie Chemotherapien:
  - Sie hemmen Wachstum und Aktivität der Schleimhautzellen, was den Speichelfluss reduziert bzw. zum Versiegen bringt. Damit entfällt die wichtige Spülfunktion.
  - Sie schwächen die Abwehr, was u. a. eine bakterielle Fehlbesiedlung der Schleimhäute fördert.

Achtung: Vor Beginn von Chemo- oder Strahlentherapien sollten kariesbefallene Zähne saniert werden, um eine unkontrollierbare Weiterentwicklung der Karies zu unterbinden.

Therapie

- Eine zahnärztliche Begutachtung und Behandlung von Zahnkaries umfasst die Entfernung des Kariesherdes, meist mittels Bohrer, und die Auffüllung des Defektes mit Füllmaterial.
- Eine regelmäßige professionelle Zahnreinigung reduziert den Zahnbelag und ist eine effektive Vorbeugemaßnahme.

So hilft Ihnen die Komplementärmedizin

Wenn Ihre Zähne zu Kariesbefall neigen, sollten Sie die Maßnahmen zur Mundhygiene verbessern:

- Reinigen Sie regelmäßig Ihre Zähne: am besten nach jedem Essen, aber mindestens morgens und abends.
- Wenden Sie die richtige Putztechnik an (beim Zahnarzt erfragen oder nachlesen unter: www.onmeda.de).
- Besprechen Sie die Art der Zahnbürste, deren Härte und die Wahl der Zahnpasta bitte mit dem Zahnarzt und denken Sie daran, die Bürste regelmäßig (ca. alle 4 Wochen) zu wechseln.
- Regelmäßige Anwendung von Zahnseide bzw. Zahnzwischenraumbürsten sowie regelmäßige Mundspülungen.

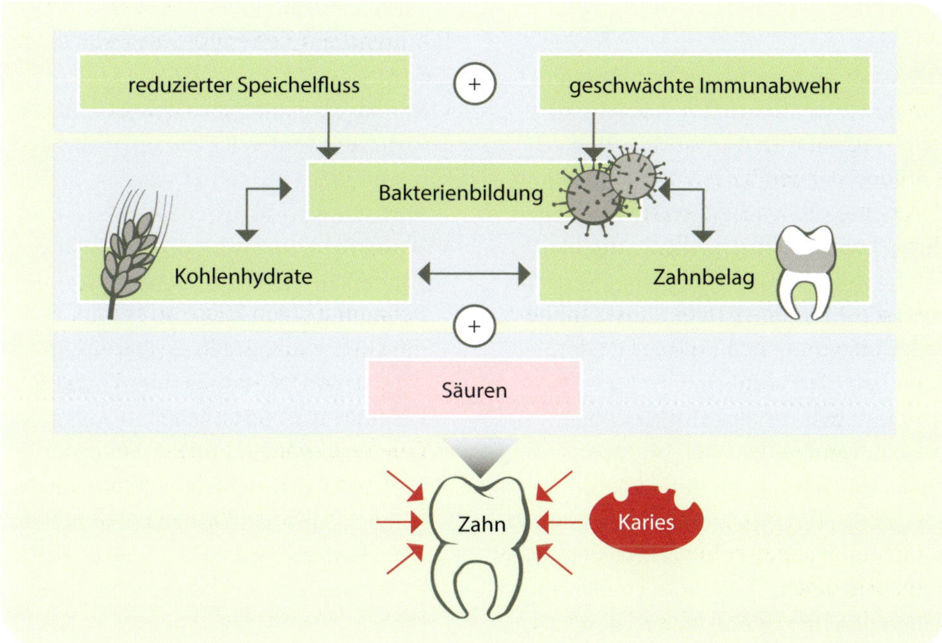

Unterschiedliche Prozesse erhöhen das Kariesrisiko in der Krebstherapie.

Tee

Eine 2008 veröffentlichte Studie der Zahnklinik der Universität Illinois, USA, zeigte, dass regelmäßiges Trinken von oder Spülen mit Tee (schwarzer oder grüner Tee; mehrmals täglich eine Tasse) vor Karies schützen kann. Das enthaltene Catechin ist ein Gerbstoff, der den Stoffwechsel der kariogenen Bakterien *(Streptococcus mutans)* hemmt.

Zahngesunde Ernährung

- Eine ausreichende Versorgung mit Vitaminen, Spurenelementen und Mineralstoffen ist wichtig für die Zahngesundheit. Achten Sie also auf eine ausgewogene, vollwertige Ernährung.
- Wenn Sie feste Nahrung kauen, z. B. rohe Möhren oder andere Rohkost, werden dabei die Zähne gereinigt. Die feste Nahrung bewirkt eine mechanische Reinigung sowie sinnvollen Zahnabrieb, und das intensive Kauen sorgt für reichlichen Speichelfluss, was ebenfalls zur Reinigung beiträgt.
- Zuckerhaltige Nahrungsmittel sollten Sie reduzieren, sowohl was die Verzehrmenge, als auch was die -häufigkeit und den -zeitraum angeht.

Konzentrationsschwäche

Krebsstandardtherapien, insbesondere Chemo-, Strahlen- und Antihormontherapien, können zu Gedächtnis- und Aufmerksamkeitsstörungen, Konzentrationsschwäche, Wortfindungsschwierigkeiten, Lernschwierigkeiten sowie Problemen bei der Bewältigung alltäglicher Verrichtungen führen. Viele Patienten nehmen diese Symptome während der Therapie wahr und sind verunsichert. Meist verschwinden diese »kognitiven Defizite« innerhalb weniger Wochen bis Monate. In Ausnahmefällen können sie allerdings über mehrere Jahre hinweg bestehen bleiben. Die genauen Ursachen sind bislang nicht bekannt. Diskutiert werden neben den therapiebedingten hormonellen Änderungen und Blutarmut (Anämie) auch Stress, Angst, depressive Stimmungslage, Müdigkeitssyndrom (Fatigue) sowie Schlafstörungen.

Therapie

Da die genauen Ursachen für Aufmerksamkeits- bzw. Konzentrationsstörungen in Folge von Krebsstandardtherapien bislang nicht hinreichend bekannt sind, ist eine gezielte medikamentöse Behandlung nicht möglich.

So hilft Ihnen die Komplementärmedizin

Es gibt verschiedene Maßnahmen, um Konzentration und Gedächtnis zu verbessern bzw. mit einer eingeschränkten Konzentrationsfähigkeit leichter umzugehen:

- Nehmen Sie die Konzentration bewusst wahr und achten Sie darauf, wann und wodurch Sie abgelenkt werden, um die Ablenkungen abzustellen.
- Wenn die Konzentration nachlässt, gönnen Sie sich eine Pause!
- Trainieren Sie Ihre Konzentration, z. B. mit Denksportaufgaben oder Kreuzworträtseln, aber auch durch soziale Kontakte und Gespräche mit Angehörigen, Freunden und Arbeitskollegen.
- Psychoonkologische oder psychosoziale Begleitung kann Ihnen dabei helfen, Abwehrstrategien zu erlernen sowie zu planen, wie Sie das tägliche Leben leichter bewältigen können.
- Vermeiden Sie verbissenes Üben! Stress schwächt die Konzentration.

Ginkgo-Extrakt

Er verbessert die Durchblutung des Gehirns und ist wirksamkeitsgeprüft bei der Behandlung von Demenzerkrankungen und Gedächtnis- sowie Konzentrationsstörungen. Angewendet wird er zur symptomatischen Behandlung von hirnorganisch bedingten Leistungsstörungen. Die empfohlene Tagesmenge beträgt 120–140 mg. Mit Arzneimitteln, die die Blutgerinnung hemmen, können Wechselwirkungen auftreten. Ginkgo-Extrakt sollte daher nur in Absprache mit dem behandelnden Arzt eingenommen werden.

Krampfadern

Unter Krampfadern (Varizen) versteht man krankhaft erweiterte Venen (das sind die Blutgefäße, die das Blut zum Herzen zurücktransportieren). Krampfadern bewirken einen Blutstau, der zu Mangelversorgung, gestörtem Abtransport von Schadstoffen und somit zur Gewebeschädigung führt.

Unterschieden werden äußere (bzw. oberflächliche) Krampfadern (z. B. sog. Besenreiser, sichtbare, kleine blaurote Blutgefäße; krankhaft erweiterte und gewundene Venen, meist an den Beinen) und innere Krampfadern (z. B. in der Speiseröhre bei Leberzirrhose bzw. -krebs).

Achtung: Verfahren mit zweifelhaftem Unbedenklichkeits- bzw. Wirksamkeitsnachweis sind u. a. Blutegeltherapie, Homöopathie und Bioresonanztherapie.

Therapie

Die Therapie von Krampfadern sollte immer durch Fachärzte erfolgen! Nicht operative Maßnahmen sind hier Kompressions- oder Stützmaßnahmen, Verödung sowie die medikamentöse Anwendung von Heparinsalben (z. B. Heparin-ratiopharm, Exhirud, Hepathrombin).

Operativ können Venen entfernt werden, in schweren Fällen auch weiträumig (z. B. vom Knöchel bis zur Leiste).

So hilft Ihnen die Komplementärmedizin

Lebensstilverbessernde Maßnahmen wie Ernährungsoptimierung, regelmäßige körperliche Aktivität, Reduktion von Genussmitteln, insbesondere Nikotin und Koffein, sind die Basis.

Kneipp’sche Verfahren

Versuchen Sie es einmal mit Wassertreten: drei- bis fünfmal die Füße für ca. 30 Sekunden in kaltes Leitungswasser eintauchen; Wasser verlassen, um Füße wieder zu erwärmen. Nach dem Wassertreten Wasser abstreifen, nicht abtrocknen, anschließend Bewegung zur Erwärmung. Dies hat sich als gefäßstabilisierende Maßnahme erwiesen.

Rosskastanie

Die Wirkstoffe der Rosskastanie (z. B. Aescin) sind hinsichtlich ihrer Fähigkeit, Venenwände zu stabilisieren, gut erforscht. So haben Sie u. a. einen Einfluss auf die Funktionsfähigkeit der Venen und können Krampfadern lindern bzw. reduzieren. Rosskastanienextrakte (optimale Dosierung: zweimal täglich 50 mg Aescin) bzw. Rosskastaniensalben (zwei- bis dreimal täglich auftragen) mit therapierelevanter Aescinkonzentration sind in Apotheken erhältlich.

Achtung: Um zu vermeiden, dass sich eventuell enthaltene Blutgerinnsel lösen und zu Gefäßverschlüssen führen, sollten Sie von Krampfadern befallene Körperregionen nicht massieren!

Leberbeschwerden

Die Leber ist die größte Drüse des menschlichen Körpers und hat vielfältige Aufgaben im Stoffwechsel, u.a. den Aufbau von Eiweißen (z.B. Gerinnungsfaktoren, Immunglobulinen), die Verwertung von Nahrungsbestandteilen aus dem Darm (z.B. Zucker, Vitamine) sowie den Abbau und die Ausscheidung von Stoffwechselprodukten, Giftstoffen und Medikamenten. Insbesondere Medikamente, die im Rahmen der Krebsbehandlung verabreicht werden (Chemo-, Hormon- bzw. Antihormon- und Antikörpertherapie; Schmerz- und Rheumamittel sowie Antibiotika), können die Leberfunktion beeinträchtigen und zu schwerwiegenden Ausfallserscheinungen führen. Vergleichbare Auswirkungen können auch Krebserkrankungen der Leber bzw. der benachbarten Organe (z.B. primäres Leberzellkarzinom, auch hepatozelluläres Karzinom (HCC) genannt; Gallengangskarzinom; Bauchspeicheldrüsenkarzinom) sowie Lebermetastasen (z.B. bei Darm-, Brust-, Bauchspeicheldrüsenkrebs) haben.

Einen diagnostischen Hinweis auf Art und Ausmaß der Lebererkrankung bzw. Leberfunktionsstörung bietet insbesondere die Blutuntersuchung auf Leberenzyme. Bei Schädigung von Leberzellen können diese Enzyme in erhöhter Konzentration im Blut nachgewiesen werden. Die Höhe des Enzymanstiegs zeigt das Ausmaß der Schädigung der Leberzellen an.

- Leicht erhöhte Leberenzyme (GOT- und GPT-Werte unter 50 U/l bei Frauen, unter 75 U/l bei Männern) sagen nur wenig aus, da sie bei vielen Erkrankungen vorkommen können.
- Stärker erhöhte Werte (bis 100 U/l) sprechen für einen Leberschaden, der unterschiedliche Ursachen haben kann, u.a. medikamentös bedingt bzw. durch Krebs oder Krebsmetastasen verursacht.
- Stark erhöhte GOT- und GPT-Werte (> 100 U/l) bieten oft ein bedrohliches Bild, sagen aber nicht unbedingt etwas über die Schwere des Leberschadens aus. Hohe Werte entstehen dadurch, dass viele Leberzellen betroffen sind. Das heißt aber nicht, dass bereits viele Zellen zugrunde gegangen sind. Oft sind sie lediglich funktionsgeschädigt und können sich wieder erholen.

Die Symptome von Lebererkrankungen bzw. -funktionsstörungen sind vielfältig und umfassen u.a.: Müdigkeit, Appetitlosigkeit mit Gewichtsverlust, Blähungen, Durchfall, Völlegefühl, Juckreiz, Gelbsucht, Blutungsneigung sowie hormonelle Veränderungen (z.B. unregelmäßige Monatszyklen bei Frauen; Potenzstörung, Brustwachstum bei Männern).

Therapie

- Oft ist eine Behandlung nicht notwendig, und Kontrolluntersuchungen, z.B. der Leberenzyme, reichen vorerst als Maßnahme aus.

- Eine Ernährungsumstellung bzw. Verzicht auf leberschädigende Gifte (z. B. Alkohol) sowie Absetzen leberschädigender Medikamente können helfen.
- Spezifische medikamentöse oder operative Therapien können angezeigt sein, bedürfen aber einer Indikation.

So hilft Ihnen die Komplementärmedizin

Vermeiden Sie übermäßige Belastungen der Leber und verzichten Sie auf Alkohol, schädigende Medikamente (falls möglich) sowie fettige und blähende Speisen; bevorzugen Sie leicht verdauliche, kohlenhydratreiche Kost und nehmen Sie mehrmals täglich kleine Mahlzeiten ein.

Mariendistelextrakt

Mariendistelextrakt (z. B. Silymarin, Legalon forte, Hepa-loges N) regt den Gallenfluss an, wirkt antioxidativ, leberstärkend und entgiftend. Er verändert die Struktur von Leberzellmembranen und verhindert somit, dass Gifte (z. B. Knollenblätterpilzgift oder Medikamente) in das Zellinnere gelangen und die Zelle schädigen. Ferner erhöht Mariendistelextrakt die Aktivität von Polymerase A, wodurch es zur gesteigerten Eiweißsynthese kommt, was wiederum die Regeneration der Leber fördert. Die optimale Dosierung beträgt ca. 400 mg dreimal täglich und wird als Tablette eingenommen.

Artischockenextrakt

Der Extrakt aus Artischocken enthält u. a. den Bitterstoff Cynarin, der den Stoffwechsel von Leber und Galle anregt. Ferner werden Artischockenextrakt appetitanregende, verdauungsfördernde und cholesterinsenkende Wirkungen zugeschrieben. Die optimale Dosierung beträgt ca. 400 mg dreimal täglich, der Extrakt wird als Tablette eingenommen.

Hepa-Merz

Es enthält die Aminosäuren L-Ornithin und L-Aspartat und ist angezeigt bei gestörter Entgiftungsleistung der Leber, hervorgerufen z. B. durch Medikamente bzw. Lebererkrankungen. Der Wirkmechanismus beruht auf der Aktivierung des Stoffwechsels von Leber und Muskulatur. Giftige Stoffwechselprodukte (z. B. Ammoniak) werden umgewandelt, wodurch deren Konzentration im Blut gesenkt wird. Studien, die den Wirksamkeitsnachweis belegen, zeigen, dass L-Ornithin und L-Aspartat u. a. die Gedächtnisfunktionen sowie die psychomotorische Leistungsfähigkeit steigern. Dies geschieht durch die Senkung giftiger Stoffwechselprodukte, die u. a. die Hirnleistungen beeinträchtigen. Die optimale Dosierung beträgt bis zu vier Ampullen (enthalten 5 g L-Ornithin und L-Aspartat pro Ampulle) täglich, zwei- bis dreimal als Infusion verabreicht.

Libidostörung

Libidostörung (bzw. Libidoverlust) wird eine Störung des sexuellen Begehrens und des Geschlechtstriebes genannt, die über einen längeren Zeitraum (6 Monate und mehr) andauert und die mit einem gravierenden Leidensdruck einhergehen kann. Ca. 30% aller Frauen und ca. 17% aller Männer im Alter von bis zu 50 Jahren signalisierten in einer Erhebung mangelndes Interesse an Sex. Sie gaben an, dass sie kein Verlangen nach sexueller Aktivität verspürten und dass es an sexueller Erregung mangele.

Achtung: 45–80% der Männer leiden nach einer radikalen Prostatakrebs-OP unter einem Verlust an sexuellem Interesse. Da weder der Prostatakrebs noch die Operation direkte Auswirkungen auf die Hormonproduktion haben, stehen offenbar psychische Gründe im Vordergrund. Diese Tatsache eröffnet vielversprechende therapeutische Perspektiven, z.B. durch die Psychoonkologie.

Therapie

Die Ursache einer Libidostörung sollte vom Arzt abgeklärt werden.

Beruht die Libidostörung auf einer behandlungsbedürftigen Grunderkrankung (z.B. Schilddrüsenunterfunktion, Diabetes mellitus, Bluthochdruck, Herzinsuffizienz, Depression), sollte eine fachkompetente Therapie unverzüglich eingeleitet werden.

Bei einer Libidostörung, die auf einer medikamentösen Therapie beruht, könnte der Wechsel auf ein anderes Präparat hilfreich sein.

Hat die Libidostörung psycho-soziale Ursachen (z.B. Partnerschaftsprobleme, Stress), dann könnte eine Sexual- oder Lebensberatung hilfreich sein. Sexualtherapien sind in der Regel Paartherapien und bestehen u.a. aus Gesprächen und aufeinander aufbauenden Verhaltensübungen. In kleinen Schritten und mit spielerischen Varianten steigern sich die Ausdrucksformen hin zu einer unbelasteten Sexualität.

Achtung: Beim Auftreten einer Libidostörung sollten Sie Drucksituationen unbedingt vermeiden! Mangelndes Interesse an sexuellen Aktivitäten sollte mit dem Partner besprochen werden. Die Ursache für den Libidoverlust sollte durch einen Arzt abgeklärt werden, um eine zielgerichtete Therapie zu ermöglichen.

So hilft Ihnen die Komplementärmedizin

Aus der Naturheilkunde sind diverse Heilmittel gegen Libidoverlust bekannt, die allerdings allesamt nicht hinreichend erforscht sind.

Die Palette der Angebote umfasst insbesondere sogenannte »natürliche Aphrodisiaka« (pflanzliche oder tierische Heil- und Nahrungsmittel, die u. a. das sexuelle Erleben steigern sowie die Sexualorgane in ihren Funktionen stärken sollen), z. B. Liebstöckel, Spargel, Petersilie, Knoblauch, Brennnesselsamen. In der Traditionellen Chinesischen Medizin (TCM) wird bei Libidostörungen und anderen Störungen des sexuellen Begehrens insbesondere Ginseng verordnet. Die Wurzeln der krautigen Pflanze werden als Heilmittel aufbereitet und als allgemeines Stärkungsmittel bei Schwächezuständen aller Art verabreicht (körperlich und geistig), u. a. auch bei Potenzschwäche und bei Nachlassen des sexuellen Begehrens.

Lymphödem

Die mit Abstand häufigsten Ursachen für das Auftreten von Lymphödemen sind Krebserkrankungen und deren Therapie. Insbesondere die operative Entfernung von Lymphknoten und deren Nachbestrahlung (z. B. bei Brustkrebs, Eierstockkrebs, Prostatakrebs) führt zum Auftreten von Lymphödemen.

Typische Symptome sind:

- Schwellung mit prall elastischer Konsistenz und verbreiterten Hautfurchen und -falten, die sich nicht mehr anheben lassen,
- Druck-, Spannungs- und Taubheitsgefühl, manchmal begleitet von Missempfindungen oder Schmerzen,
- Schweregefühl, eingeschränkte Beweglichkeit und schnelle Ermüdbarkeit der betroffenen Region.

Achtung: Diuretika (wasserausschwemmende Medikamente) sind nicht angezeigt, da sie den Lymphstau durch Verklebung der Eiweiße in der Lymphflüssigkeit verstärken können.

Therapie

Die Therapie des Lymphödems umfasst:

- Hautpflege, insbesondere der betroffenen Region, um Einrisse bzw. Verletzungen und nachfolgende Infektionen zu verhindern.
- Bei Entzündungen (meist durch Streptokokkeninfektionen, sogenannte Erysipele) sollte unverzüglich eine Antibiotikumtherapie eingeleitet werden.
- Lymphdrainage durch spezielle »Streichmassage« oder »intermittierende pneumatische Kompressionsbehandlung« sollte durch Fachpersonal auf Weisung des Arztes erfolgen.
- Kompressionstherapie durch individuell gefertigte Kompressionsstrümpfe bzw. -bandagen kann hilfreich sein.
- Muskelaktivierungs- und Muskelaufbauübungen entstauen und können neue Lymphbahnen ausbilden.

Was bei einem Lymphödem guttut

Leiden Sie nach einer Brust-OP oder aufgrund einer Strahlentherapie unter einem Armlymphödem, können Sie selbst einiges tun, um den Lymphstau zu vermindern und Ihr Wohlbefinden zu erhöhen. Der Lymphabfluss lässt sich durch leichte Muskelarbeit fördern:

- Lagern Sie den betroffenen Arm mehrmals täglich auf einem Kissen hoch, das heißt über dem Niveau des Herzens. Achten Sie darauf, dass der gesamte Arm hoch liegt und nicht nur der Unterarm. (Senkrechtes Hochstrecken des Arms ist eher ungünstig.) Führen Sie in dieser Position täglich drei- oder viermal folgende Übung aus:
- Schließen Sie die Faust und spannen Sie die Armmuskulatur an.
- Diese Spannung halten Sie 3–4 Sekunden, bevor Sie sie wieder lösen.
- Diesen Vorgang wiederholen Sie 7- bis 10-mal. (Bitte nicht häufiger, denn

zu viel Muskelarbeit wäre auch schädlich.)
- Eine Lymphdrainage kann auch durch spezielle »Streichmassage« erfolgen. Diese sollte jedoch ausschließlich von geschultem Fachpersonal durchgeführt werden.

Worauf Sie achten sollten
- Vermeiden Sie es, viel Muskelkraft mit dem betroffenen Arm aufbringen zu müssen.
- Leichte Bewegungen in Haushalt und Beruf sowie krankengymnastische Übungen sind hingegen gut gegen das Lymphödem.
- Tragen Sie Taschen und Schultertaschen stets auf der gesunden Seite. Ihre Kleidung sollte keine engen Armausschnitte aufweisen. Auch BH-Träger und Schmuck dürfen nicht einschneidend und beengend sein.
- Vermeiden Sie große Hitze für den betroffenen Arm, wie z. B. heißes Baden, Sonnenbäder oder langes Spülen, denn Wärme führt dazu, dass sich die Blut- und Lymphgefäße weitstellen und die Flüssigkeiten »versacken«.
- Kleinere Verletzungen heilen schlechter und weisen ein größeres Infektionsrisiko auf. Blutentnahmen oder Injektionen sollten möglichst an dem Arm der nicht operierten Seite durchgeführt werden. Falls eine Blutentnahme am Arm der nicht operierten Seite schwierig ist (aufgrund von vorübergehenden Venenschäden durch eine vorherige Chemotherapie), ist sie ohne erhöhtes Risiko am Arm der operierten Seite möglich. Vermeiden sollten Sie jedoch alle nicht notwendigen Infusionen am Arm der betroffenen Seite!
- Blutdruckmessungen sollten am Arm der nicht betroffenen Seite erfolgen.

Muskeltraining

Eine klinische Studie belegt den vorbeugenden und therapeutischen Wert von Muskeltraining, das aber immer unter fachkompetenter physiotherapeutischer/sporttherapeutischer Anleitung durchzuführen ist. Grundlage des Effektes ist u. a., dass die sogenannte Muskelpumpe die Lymphflüssigkeit weitertransportiert. Dies verhindert einen Lymphstau und somit ein begleitendes Lymphödem.

So hilft Ihnen die Komplementärmedizin

Neben den etablierten Behandlungsansätzen kämen folgende Methoden in Betracht:

Natriumselenit

Die antioxidative Wirkung des Selens hemmt den Entzündungsprozess und die Ödementwicklung. Natriumselenit in Tablettenform (z. B. Cefasel, selenase, selenloges oder Seltrans) sollte bei der Behandlung von Lymphödemen in einer

Dosierung von 200–300 µg pro Tag eingenommen werden.

Equizym® MCA

Dieses Kombinationspräparat ist ein innovativer Behandlungsansatz bei Lymphödemen. Es enthält die für die Behandlung von Lymphödemen (Seite 102) wirksamkeitsgeprüften Komponenten Natriumselenit und eiweißspaltende Enzyme (Bromelain sowie Papain).

Bromelain

Dieses eiweißspaltende Enzym aus der Ananas ist wirksamkeitsgeprüft zur Reduktion von Schwellungen.

Zink

Es aktiviert Abwehrzellen gegen Infektionserreger, u. a. Bakterien und Viren, und kann den Heilungsprozess unterstützen.

Info: Deutsches Krebsforschungszentrum: www.krebsinformationsdienst.de/leben/lymphoedem/lymphoedem-tumorfolgen.php

Mastopathie

Unter Mastopathie versteht man eine hormonabhängige, gutartige Erkrankung der weiblichen Brust, die während der Geschlechtsreife bis zum Beginn der Wechseljahre auftreten kann. Durch Östrogenüberschuss treten in der Brust Gewebeveränderungen auf, die mit Beschwerden einhergehen können, u. a. knotige Veränderungen, Zysten, Spannungsgefühl, prämenstruelle Schmerzen oder Sekretabsonderung aus der Brustwarze. Die Symptome sind in der Regel zyklusabhängig und klingen mit dem Beginn der Regelblutung ab. Auch Funktionsstörungen anderer hormonaktiver Organe, insbesondere der Schilddrüse, können eine Mastopathie verursachen.

Achtung: Eine knotige Mastopathie sollte regelmäßig frauenärztlich kontrolliert werden, um eine Entartung zum Brustkrebs rechtzeitig erkennen zu können bzw. um einen therapiebedürftigen Brustkrebs auszuschließen.

Therapie

Die Therapie sollte immer durch einen Frauenarzt eingeleitet und überwacht werden. Behandlungsgrundlage ist eine verlässliche Diagnostik, um eventuelle Krebsvorstufen bzw. einen Brustkrebs auszuschließen. Gängige Methoden sind hier u. a. die Verabreichung von gestagenhaltigen Gelen bzw. Gestagentabletten (Gestagen = Gelbkörperhormon) sowie bei Knotenbildung auch die operative Entfernung und feingewebliche Untersuchung der Mastopathieherde. Bei unklaren Befunden oder dem Gefühl, dass die Beschwerden nicht ernst genommen werden, ist es empfehlenswert, eine zweite Meinung in einem zertifizierten Brustzentrum einzuholen, um weiterführende Diagnostikmaßnahmen sowie notwendige Therapien nicht zu verzögern.

So hilft Ihnen die Komplementärmedizin

Quarkwickel
Dieses alte Hausmittel wirkt entzündungshemmend und abschwellend. Geben Sie dazu kalten Quark in ein Tuch, legen Sie dieses auf die betroffene Brust, decken Sie es mit einem weiteren Tuch ab und lassen Sie den Quarkwickel 30–60 Minuten einwirken.

Equizym MCA
Equizym MCA scheint optimal zusammengesetzt, um eine abschwellende und entzündungshemmende Wirkung zu entfalten.

Bromelain
Es wird die Einnahme von ca. 3 000–4 000 FIP-Einheiten Bromelain pro Tag empfohlen.

Natriumselenit
Dieses Präparat sollte in einer Dosierung von 200–300 µg pro Tag eingenommen

werden. Die antioxidative Wirkung des Selens hemmt den Entzündungsprozess und die Ödementwicklung.

Mönchspfeffer

Pflanzliche Präparate, die Mönchspfeffer (*Vitex agnus castus*) enthalten, haben in Studien ihre Wirksamkeit gezeigt. Sie regulieren u. a. die Ausschüttung des Hormons Prolaktin, das bei Überproduktion zu Spannungsgefühlen in der Brust führt. Ferner reguliert Mönchspfeffer den Menstruationszyklus durch seinen Einfluss auf die Ausschüttung von follikelstimulierendem und luteinisierendem Hormon (FSF und LH). Bei Mastopathie sollten Sie ca. 300 mg Mönchspfefferextrakt pro Tag einnehmen, verteilt auf zwei Einnahmen.

Info:

- www.krebsinformationsdienst.de/vorbeugung/risiken/gutartige-brustveraenderungen.php
- www.brusterkrankungen.com/mastopathie.shtml

Missempfindungen

Unter Missempfindungen (Parästhesien) versteht man die als unangenehm empfundene Wahrnehmung von Berührungs-, Schmerz- oder Temperaturreizen. Sie treten insbesondere als unerwünschte Arzneimittelnebenwirkungen während bzw. nach Krebstherapien auf. Sie sind meist zurückzuführen auf die Neurotoxizität, also die nervenschädigende Wirkung, von Chemotherapeutika.

Therapie

Gabapentin, ein Antiepileptikum, kann die durch Chemotherapie (u. a. Cisplatin, Taxane) ausgelösten Missempfindungen reduzieren. Die empfohlene Dosis beträgt dreimal täglich 300 mg und sollte ausschließlich unter ärztlicher Kontrolle eingenommen werden.

So hilft Ihnen die Komplementärmedizin

Vitamin E
Dieses Vitamin konnte in Studien Missempfindungen, die durch Taxane oder Cisplatin verursacht wurden, deutlich mildern bzw. verhindern. Dabei nahmen die an der Untersuchung teilnehmenden Patienten begleitend zu ihrer Chemotherapie zweimal täglich 300 mg Vitamin E ein.

Vitamin-B-Komplex-Präparate
Präparate wie Vitamin B-Komplex ratiopharm, BVK-forte (enthält die optimale Dosis von Vitamin B_1 und B_2 je 15 mg; Vitamin B_6: 10 mg; Vitamin B_{12}: 10 µg) oder α-Liponsäure (z. B. Thioctacid; optimale Dosis pro Tag: 600 mg) können Missempfindungen nach anthrazyklinhaltigen Chemotherapien lindern.

Welche Zytostatika führen häufig zu Missempfindungen?

Substanzgruppen	typische Symptome
Cisplatin, Carboplatin, Taxotere, Taxol, Vincristin, 5-Fluorouracil, Epirubicin, Xeloda	Schädigungen des peripheren Nervensystems, die sich als Missempfindungen an Armen, Händen, Beinen und Füßen zeigen können.
Methotrexat, Ifosfamid	Schädigungen des zentralen Nervensystems, die sich als Kopfschmerzen oder Bewusstseinsstörungen bemerkbar machen.
Cisplatin	Schädigung der Sinnesorgane mit Hör- und Sehstörungen.
Vincristin	Beeinflussung des autonomen Nervensystems, was sich als Magen-Darm-Störung (meist Lähmung, die in der Regel mit Verstopfung einhergeht) bemerkbar machen kann.

Acetyl-L-Carnitin

Hierbei handelt es sich um eine natürlich vorkommende Aminosäure, die die Häufigkeit und Schwere von Missempfindungen durch Cisplatin reduzieren kann. In Studien als wirksam getestet wurde eine Dosierung von 1000 mg pro Tag, die als intravenöse Infusion verabreicht wurde.

Natriumselenit

Natriumselenit (anorganisches Selen, als Tabletten, Trinkampullen oder Infusionslösung erhältlich, z. B. Cefasel, selenase, selen-loges, Seltrans) in einer Dosierung von 300 µg pro Tag reduziert die neurotoxischen Nebenwirkungen von einigen Chemotherapeutika.

Info: www.krebsinformationsdienst.de/wegweiser/lexikon/index.php?character=N

Müdigkeitssyndrom

Unter Müdigkeitssyndrom (Fatigue-Syndrom) versteht man eine übermäßige Erschöpfung, die nicht auf eine auslösende Belastung zurückzuführen ist.

Dieses Phänomen tritt bei 60–90% der Krebspatienten auf (meist verursacht durch die Therapie) und wird auch »krebsbedingtes Müdigkeits- oder Fatigue-Syndrom« genannt. Die Müdigkeit beeinträchtigt insbesondere die Arbeitsfähigkeit sowie darüber hinaus das körperliche und emotionale Wohlbefinden.

Typische Anzeichen für ein Müdigkeitssyndrom sind laut der Deutschen Fatigue Gesellschaft:

»Trotz ausreichender Schlafphasen fühlen sich die Betroffenen den ganzen Tag über abgeschlagen, schwach und benommen.

Schon geringe Anstrengungen, die zuvor mühelos bewältigt wurden, überfordern die Patienten.

Sowohl im Beruf als auch im privaten Umfeld kommt es zu einer deutlichen Abnahme von Aktivitäten.«

Die Ursachen für das tumorbedingte Müdigkeitssyndrom sind noch nicht eindeutig bewiesen, diskutiert werden insbesondere psychische Auswirkungen der Krebserkrankung und Mangel an roten Blutkörperchen (Anämie).

Viel trinken

Achten Sie auf eine ausreichende Trinkmenge von ca. 2–3 Litern pro Tag! Ist die Flüssigkeitsaufnahme zu gering, dann wird »das Blut dicker« (= die Zellen des Blutes sind in weniger Flüssigkeit enthalten, dadurch wird es »dicker bzw. zähflüssiger«) und kann vom Herzen nur mit Anstrengung und nicht mehr optimal durch den Körper gepumpt werden. Unter anderem wird das Gehirn mit weniger Sauerstoff versorgt, was zur Müdigkeit beiträgt!

Therapie

- Bei Bedarf, Behandlung einer Anämie (siehe Blutarmut, Seite 51).
- Psychoonkologische bzw. psychosoziale Betreuung mit Gesprächen, Anleitung zu kreativen Aktivitäten wie Malen, Musizieren, Lesen sowie Erlernen von Entspannungstechniken können therapeutisch hilfreich sein.
- Anleitung zu körperlicher Aktivität (Sport). Empfehlenswert wäre ein mäßiges, aber regelmäßiges Ausdauertraining.
- Ernährungsoptimierung mit häufigen kleinen, ausgewogenen Mahlzeiten. Bei Gewichtsverlust vermehrt hochkalorische Nahrungsmittel essen. Auf ausreichende Trinkmenge achten.

So hilft Ihnen die Komplementärmedizin

Empfehlenswert ist die klassische naturheilkundliche Trias: Ernährungstherapie, Bewegungstherapie, Ordnungstherapie, d.h. Gestalten des Lebensrhythmus einschließlich der seelischen Balance.

Kolostrum-Extrakt

Kann als LacVital beim Müdigkeitssyndrom sinnvoll sein. Studien mit Leistungssportlern belegen, dass durch die Einnahme von Kolostrum-Extrakt die Erholungszeiten nach intensivem Training bzw. Wettkämpfen deutlich reduziert werden können, d.h., die trainingsbedingte Erschöpfung wird gemildert.

Info: Deutsche Fatigue Gesellschaft: www.deutsche-fatigue-gesellschaft.de

Mundgeruch

Patienten mit Krebserkrankungen im Mund-Rachen-Raum oder Magen-Darm-Trakt sowie in Leber oder Niere leiden häufig unter Mundgeruch. Auch Krebstherapien (z. B. Chemo-, Strahlen-, Antihormontherapien) können zu unangenehmem Atem führen. Dies liegt an der Auswirkung der Behandlungen auf Schleimhautzellen, die vermehrt absterben und einen Nährboden für gasbildende Mikroorganismen schaffen. Insbesondere Bakterien und Pilze sind in der Lage, Gase freizusetzen, die dann den Mundgeruch hervorrufen.

Therapie

Falls eine behandlungsbedürftige Grunderkrankung vorliegt, muss diese natürlich behandelt werden. Gegen den Mundgeruch hilft eine sorgfältige Mundhygiene, u. a.: Zähneputzen nach jeder Mahlzeit; einmal täglich die Zahnzwischenräume mit Zahnseide oder Zahnzwischenraumbürste reinigen; Zahnbürste nach ca. 4 Wochen austauschen; nach Rücksprache mit dem Zahnarzt Mundspülungen mit antibakteriellen und entzündungshemmenden Substanzen, z. B. 2%ige Chlorhexidin-Lösungen, verwenden.

Achtung: Chlorhexidinhaltige Mundspülungen nicht länger als eine Woche anwenden, da bei Langzeitgebrauch Nebenwirkungen möglich sind, z. B. Geschmacksstörung, Braunfärbung von Zähnen und Zunge sowie Wundheilungsstörungen.

So hilft Ihnen die Komplementärmedizin

Bei Mundgeruch sollten Sie vor allem frisches Obst, Gemüserohkost sowie milchsaure Produkte wie Joghurt, Sauerkraut und andere vergorene Gemüsearten verzehren.

Mundgeruchfördernde Lebensmittel sind u. a. fettreiches Fleisch und Wurst, Fisch, Kohlgemüse, in hocherhitzten Fetten zubereitete Speisen, Eier und Eiprodukte, Süßes (z. B. Schokolade, fetthaltige Kuchen), Gewürze (z. B. Knoblauch, Schnittlauch) sowie Kaffee, Alkohol und Nikotin.

Den Mund mit Olivenöl spülen

Tägliche Mundspülungen mit 1 Teelöffel Olivenöl helfen bei Mundgeruch. Behalten Sie das Öl ca. 5 Minuten im Mund und umspülen Sie alle Bereiche.

Die Ölsäure im Olivenöl wirkt antioxidativ und bakterientötend, das Öl bildet einen Schutzfilm auf der Schleimhaut. Verstärkt werden kann der Effekt durch Zugabe von frisch gepresstem Zitronensaft. Weitere altbewährte Hausmittel sind: Mundspülungen mit lauwarmem Salzwasser, mit Kamillen- oder Salbeitee, mit Zitronen-Wasser-Gemisch (Saft einer halben Zitrone in 0,2 Liter Wasser); Petersilie kauen und essen bzw. Propolispastillen lutschen.

Mundsoor

Unter Mundsoor versteht man eine Infektion der Mundschleimhaut durch Hefepilze, meist *Candida albicans.* Nahezu alle Menschen sind mit Hefepilzen besiedelt, ohne dass es zum Ausbruch einer Krankheit kommen muss. Wird allerdings in Belastungssituationen das Abwehrsystem geschwächt (durch Kortison-, Chemo- oder Strahlentherapie, im Verlauf von Infektionskrankheiten wie z. B. AIDS, oder bei Stoffwechselstörungen wie Diabetes mellitus) oder die bakterielle Besiedlung von Schleimhäuten zerstört (z. B. durch Antibiotikumtherapien), kann sich der Soor im Mundbereich, aber auch an anderen Haut- bzw. Schleimhautstellen entwickeln. Anzeichen der Erkrankung sind u. a. gräulich-weißliche Beläge der Schleimhaut, die bluten, wenn man sie ablösen will, Rötung der Schleimhaut, brennendes Gefühl, Schluckbeschwerden, Schmerzen beim Essen und Trinken sowie Fieber.

Therapie

Abklärung einer eventuell schweren Grunderkrankung sowie Einleitung einer angemessenen Therapie. Bei laufender Therapie regelmäßige Kontrolle des Pilzbefalls und Einleiten einer spezifischen Pilzbehandlung mit Antimykotika, z. B. als Lutschtabletten, Mundspülung, in Tablettenform oder als Infusion.

So hilft Ihnen die Komplementärmedizin

Zuckerhaltige Lebensmittel sollten Sie meiden!

Hexoral-Lösung
Gurgeln bzw. Mundspülungen (morgens und abends) kann Entzündungszeichen an der Mundschleimhaut reduzieren und wirkt gegen viele Erreger von Mund- und Racheninfektionen auf, u. a. Hefepilze. Hexoral enthält 5,1 % Alkohol.

Myrrhetinktur
Pinseln Sie die Mundschleimhaut zwei- bis dreimal täglich mit Myrrhetinktur (Myrrhe Tinktur Hetterich, Inspirol) ein oder spülen Sie den Mund mit einem Gemisch aus 5–10 Tropfen Myrrhetinktur pro 100–200 ml lauwarmem Wasser. Das desinfiziert.

Kolostrum-Extrakt
Er wirkt antioxidativ und abwehrsteigernd, was insbesondere beim Hefepilzbefall von Schleimhäuten hilfreich sein könnte. Optimale Dosierung LacVital: zweimal täglich 10 ml (1 Messbecher) bzw. 2 Kapseln.

Brottrunk
Dieser Trunk kann die Mundschleimhaut stabilisieren. Trinken Sie morgens und abends jeweils 100–200 ml Brottrunk.

Probiotika
Zur Stabilisierung bzw. zum Wiederaufbau der Schleimhautflora haben sich Probiotika bewährt.

Muskelkrampf

Es gibt gut erforschte Ursachen für schmerzhafte Muskelkrämpfe, u. a.:

- Störungen des Salzhaushalts (z. B. Magnesium, Natrium, Kalium), insbesondere als Nebenwirkung medikamentöser Krebstherapien (bei Erbrechen, Durchfall, Schwitzen)
- alle medikamentösen Krebstherapien, u. a. Zytostatika (prinzipiell können alle Substanzklassen zu Muskelkrämpfen führen), Antihormone (z. B. Arimidex, Aromasin, Femara), Antikörper (z. B. Retuximab, Herceptin)
- Cholesterinsenker (z. B. Clofibrat), Hormone (z. B. Testosteron, Östrogen, Insulin)
- Entwässerungsmittel (Diuretika), morphinhaltige Schmerzmittel
- internistische Erkrankungen wie Leber- und Nierenversagen, arterielle Verschlussleiden, Krampfadern
- Muskel- und Nervenerkrankungen

Therapie

Generell gilt: Unter Beachtung einer vorliegenden Grunderkrankung bzw. deren Therapie oder zur Vorbeugung sollte ein krampfender Muskel als Sofortmaßnahme vorsichtig gedehnt werden, um ihn zu entspannen.

Bei schmerzhaften nächtlichen Muskelkrämpfen kann Hydrochinin (200–400 mg; Einnahme abends) hilfreich sein. Diese Medikation sollte ausschließlich auf ärztliche Anordnung erfolgen, da schwerwiegende Nebenwirkungen (Blutbildveränderungen, Gerinnungsstörungen) auftreten können und da Gegenanzeigen (z. B. Niereninsuffizienz, Herzrhythmusstörungen) unbedingt zu beachten sind.

So hilft Ihnen die Komplementärmedizin

- Der Ausgleich von Elektrolytstörungen, insbesondere durch Einnahme von Magnesium (z. B. Magnesium Verla), Natriumchlorid (Kochsalz) oder Kalium (z. B. Kalinor Brause) normalisiert den Muskelstoffwechsel.
- Passen Sie Ihre Ernährung an, indem Sie magnesiumreiche (Vollkornprodukte, Rohkost, Nüsse, Schokolade) und kaliumhaltige (Obst- und Gemüsesäfte, Kartoffeln, Nüsse, Milch, Fleisch, Fisch) Nahrungsmittel verzehren, auf eine ausreichende Flüssigkeitsaufnahme achten (Mindestmenge 2–3 Liter pro Tag; Mineralwässer, Tees) und entwässernde Substanzen (z. B. Alkohol, Koffein) meiden.
- Entspannungsübungen können Verkrampfungen lösen, insbesondere der Muskulatur.
- Physikalische Maßnahmen, wie Aufbringen von Wärme, gymnastische Übungen, Wechselbäder sowie Maßnahmen zur Ödemvorbeugung (z. B. Hochlagerung von Beinen oder Armen) wirken lindernd und haben prophylaktischen Charakter.

Muskelschwäche

Die Behandlung von Krebserkrankungen kann mit einer ausgeprägten Muskelschwäche einhergehen. Man fühlt sich schlapp und kraftlos. Hervorgerufen wird die Muskelschwäche insbesondere durch die reduzierte bzw. fehlende körperliche Aktivität (z. B. im Anschluss an Operationen bzw. bei längerfristigen Krankenhausaufenthalten) oder auch durch die Therapie (Chemo-, Strahlen-, Antihormontherapie). Insbesondere der Einfluss der Krebsstandardtherapien auf den Stoffwechsel und die Blutversorgung von Muskeln, auf die Funktion von Nerven sowie die damit einhergehenden Schmerzen können eine Muskelschwäche begünstigen. Diese Muskelschwäche ist vorübergehender Natur und kann nach Beendigung der Therapie durch gezielte sportliche Aktivität vollkommen behoben werden.

Therapie

Vorrangig ist immer die Behandlung eventueller Grunderkrankungen, die zu Muskelschwäche führen können. Überlastungsbedingte Muskelschwächen klingen bei Einhalten von Ruhephasen spontan ab. Bei Bedarf Ernährungsoptimierung (Ausgleich von Vitamin-, Spurenelement-, Salz-Mangelerscheinungen) sowie Anleitung zu körperlicher Aktivität.

So hilft Ihnen die Komplementärmedizin

Bewegung
Passen Sie Ihr Bewegungsprogramm Ihrer individuellen Situation an. Sie sollten Ihren Körper nicht überfordern, aber auch nicht unterfordern. Durch angemessene Steigerung der Betätigung wird mit der Zeit ein höheres Belastungsniveau erreicht. Auch nach äußerst kräftezehrenden Krebstherapien kann bei regelmäßigem Training ein altersentsprechender Trainingzustand wieder erreicht werden. Das Einhalten von Ruhephasen während körperlicher bzw. sportlicher Betätigung ist absolut notwendig, damit der Muskelstoffwechsel nicht entgleist. Unterstützende Maßnahmen der Physiotherapie umfassen: Massagen, Bewegungs- und Entspannungsbäder, Wärmeanwendungen, Elektrobehandlungen sowie Krankengymnastik.

Ernährung
Stellen Sie Ihre Ernährung auf eine ausgewogene Vollwerternährung um, diese versorgt Ihren Körper mit den erforderlichen Vitaminen und Spurenelementen. Die Einnahme von Nahrungsergänzungsmitteln ist nicht erforderlich!

Info: Landessportbund NRW: www.lsb-nrw.de

Nahrungsmittel-unverträglichkeit

Unter Intoleranz versteht man, dass der Körper bestimmte Bestandteile (u.a. von Nahrungsmitteln oder Medikamenten) nicht verträgt. Es zeigen sich charakteristische Symptome, z.B. Blähungen, Übelkeit, Durchfall, Bauchschmerzen oder -krämpfe und Schwindelgefühl. Die weltweit häufigste Nahrungsmittelunverträglichkeit ist die Laktoseintoleranz (Milchzuckerunverträglichkeit). Ursache der Unverträglichkeit ist das Fehlen eines Enzyms (Lactase), das den Milchzucker in dessen Einzelzucker (Glukose und Galaktose) spaltet. Der Milchzucker bleibt ungespalten im Darm, bindet Wasser und ruft Krankheitssymptome hervor. Bei einer Fruktoseunverträglichkeit ist es der Fruchtzucker, der schlecht aus dem Darm ins Blut aufgenommen werden kann und dadurch Verdauungsbeschwerden bereitet. Bei der Histaminintoleranz wiederum fehlt das Enzym Diaminoxidase, das normalerweise das mit der Nahrung aufgenommene Histamin abbaut. Unverträglichkeiten können sich in jedem Lebensalter entwickeln. Zuweilen treten sie als unerwünschte Arzneimittelnebenwirkung nach Krebstherapien (z.B. Chemo-, Hormontherapien) auf. Sie beruhen meist auf der schleimhautzellenschädigenden Wirkung der Medikamente und mildern bzw. normalisieren sich nach Beendigung der Therapien. Dieser Prozess kann jedoch Monate, zuweilen auch Jahre dauern.

Therapie

Milchzuckerunverträglichkeit
Die meisten Menschen mit Milchzucker- bzw. Laktoseunverträglichkeit vertragen durchaus geringe Mengen Milchzucker, aber eben nicht so viel, wie in einem Glas Milch enthalten ist. Die Verträglichkeit der verschiedenen Lebensmittel, die Milchzucker enthalten, muss man selbst austesten. Leider steckt auch in diversen Produkten Milchzucker, in denen man ihn erstmal nicht vermuten würde, wie Wurst, Fertiggerichten, Kuchen und Backwaren; hier hilft nur der Blick auf die Zutatenliste.

Achtung: Ein völliges Meiden aller Milchprodukte kann zu Kalziummangel führen,

Lassen Sie sich untersuchen und beraten

Wenn Sie bemerken, dass Sie bestimmte Lebensmittel schlecht vertragen und den Verdacht haben, dass beispielsweise eine Laktose-, Fruktose- oder Histaminintoleranz vorliegen könnte, sollten Sie einen Arzt aufsuchen, um einen entsprechenden Test zu machen. Falls sich der Verdacht bestätigt, ist eine anschließende Ernährungsberatung empfehlenswert, damit Sie sich dennoch ausgewogen ernähren und sich nicht unnötig einschränken.

da Kalzium hauptsächlich über Milchprodukte aufgenommen wird. In diesem Falle könnten kalziumhaltige Nahrungsergänzungsmittel nötig werden.

Fruchtzucker
Dieser befindet sich in Obst und Obstprodukten; der Gehalt in Trockenobst, Rosinen und auch Honig ist extrem hoch. Wenn Sie diese Produkte also schlecht vertragen, könnte das ein Hinweis auf eine Fruchtzuckerunverträglichkeit sein.

Histamin
Dieses befindet sich bzw. entsteht bei längerer Lagerung in tierischen Lebensmitteln; zu lange gelagertes Fleisch oder nicht mehr ganz frischer Fisch enthalten große Mengen davon. Auch alte Käsesorten sind wahre Histaminbomben. Darüber hinaus gibt es auch Lebensmittel, z. B. Tomaten und Erdbeeren, die als sogenannte »Histaminliberatoren« in der Lage sind, das im Körper gebundene Histamin freizusetzen. Zudem hemmen diverse Medikamente die Diaminoxidase, also das Enzym, das für den Histaminabbau zuständig ist.

So hilft Ihnen die Komplementärmedizin

Die wichtigste Maßnahme ist natürlich, die Nahrungsmittel zu meiden, die man nicht verträgt, im Falle der Laktoseintoleranz wäre das also eine milchzuckerarme oder -freie Kost.

Lactaseeinnahme

Die optimale Lactasemenge sollte individuell ausgetestet werden und hängt insbesondere von der Empfindlichkeit gegen Lactose sowie von der aufgenommenen Lactosemenge ab. 70 mg Lactase (entsprechen 1000 FCC Einheiten) spalten 5 g Lactose. Daher empfiehlt sich für die Lactaseeinnahme: ca. 1000–2000 FCC für kleinere Lactosemengen, z. B. Kaffee mit Kaffeesahne, ca. 3000–9000 FCC für größere Lactosemengen.

- Es gibt mittlerweile in vielen Reformhäusern und Supermärkten Milchprodukte, in denen der Milchzucker bereits in die beiden Einfachzucker aufgespalten ist, weshalb die laktosefreie Milch auch etwas süßer schmeckt.
- Probiotika, insbesondere Milchsäurebakterien wie Lactobacillus- bzw. Bifidobacterium-Arten (z. B. Lactonova Darmflora aktiv, Symbiolact) tragen durch freigesetzte Enzyme zur Verdauung von Milchzucker bei.
- Vergorene Sauermilchprodukte (z. B. Joghurt, Kefir) sind meist verträglich, da die Enzyme der enthaltenen Milchsäurebakterien Milchzucker spalten.
- Das milchzuckerspaltende Enzym Laktase (z. B. Laktasekapseln oder -pulver) sollte begleitend zur Nahrungsaufnahme eingenommen werden.

Narben

Bei einer Krebsoperation ist die Narbenentstehung unvermeidbar. Wie unauffällig oder wie störend die Narben sein werden, hängt vom Umfang und der Dauer der Operation, der Nahttechnik, der Wundheilung sowie der individuellen Konstitution des Bindegewebes ab. Vor allem wenn nach einer Krebsoperation noch eine Strahlentherapie oder eine Chemotherapie erforderlich ist, können sogenannte Wulstnarben entstehen. Charakteristische Begleitsymptome von Wulstnarben sind Juckreiz, Rötung, Brennen, Schmerzen sowie farbliche Veränderungen der Haut. Spontane Rückbildungen können erfolgen, sind aber selten.

Narben können das körperliche und psychische Wohlbefinden beeinträchtigen. Sie stören aus ästhetischen Gründen und können funktionelle Behinderungen (Einschränkung der Beweglichkeit von Gelenken) hervorrufen. Da Narbengewebe nur wenige elastische Fasern aufweist, neigt es zu Schrumpfung und Verhärtung.

Therapie

Die Therapie von Narben (einschließlich Wulstnarben) sollte immer fachärztlich betreut werden und umfasst u. a.:

- Drucktherapie mit Kompressionsbandagen
- medikamentöse Behandlung mit kortisonhaltigen Salben oder Kortisoninjektionen
- Strahlentherapie, Kryotherapie (Vereisung), Lasertherapie oder Operation
- Physiotherapie, insbesondere Massagen, um die Narbe geschmeidig zu machen

Contractubex Gel

Zur lokalen Therapie von Narben hat sich Contractubex Gel als wirksam erwiesen. Es enthält ein Gemisch aus Zwiebelextrakt, Allantoin und Heparin. Es wurde im Rahmen einer Studie ausgetestet und zeigte bei regelmäßiger Anwendung ähnliche Narbenrückbildung wie eine nebenwirkungsreiche Kortisontherapie.

Silikonhaltige Gele

Silikonhaltige Gele (z. B. Kelo Cote, erhältlich in Apotheken) können Narben in Erhabenheit, Farbe und Schmerzhaftigkeit mindern. Grundlage für die Wirksamkeit ist eine Reduktion der Kollagen- und Faserbildung durch Silikon, vergleichbar mit Kortison, aber ohne bekannte Nebenwirkungen.

So hilft Ihnen die Komplementärmedizin

Während der Wundheilung sollten Sie intensive Sonnenbestrahlung, Solarium, Sauna oder Kälte vermeiden. Besprechen Sie mit Ihrem Arzt, wie Sie die Narben pflegen können.

Equizym MCA

Kann den Entzündungsprozess hemmen (Natriumselenit) und den Gewebeumbau anregen (pflanzliche Enzyme).

Bromelain

Zur Behandlung von Narben wäre die Einnahme von ca. 3000–4000 FIP-Einheiten Bromelain pro Tag empfehlenswert.

Wassernabelkraut

Wassernabelkraut *(Hydrocotylidis herba)*, ein Heilmittel aus der Erfahrungsmedizin, reduziert die Narbenbildung mithilfe der Hemmung von Entzündungsreaktionen und Faserbildung durch spezialisierte Hautzellen, die Fibroblasten.

Die experimentell belegte Wirksamkeit beruht auf sogenannten Triterpensäuren, die regulierend in die Bildung von Bindegewebe (Narbengewebe) eingreifen, indem sie die Kollagensynthese hemmen. Tragen Sie die Tinkturen oder Salben mehrmals täglich lokal auf die vernarbten Hautbezirke auf.

Nebenhöhlenentzündung

Im Verlauf von Krebserkrankungen und -therapien sind akute virale oder bakterielle Nebenhöhlenentzündungen eine häufige Begleiterscheinung. Tumore im Mund-Rachen-Raum, Gehirn oder Auge führen zu Entzündungen und Schwellungen der auskleidenden Schleimhäute und zu Sekretabflussstörungen, was Nebenhöhlenentzündungen begünstigt. Chemo-, Strahlen- und Antihormontherapien hemmen Wachstum und Aktivität der Schleimhautzellen und führen zu deren Austrocknung, was die Anfälligkeit für Infekte der Nebenhöhlen erhöht.

Typische Beschwerden bei einer Nebenhöhlenentzündung sind Schnupfen, verstopfte Nase, behinderte Atmung, Nasenausfluss (durchsichtig klar bei viralem Infekt, gelblich-grün bei bakteriellem Infekt), Geruchsprobleme, Kopfschmerzen, Klopfschmerz im Bereich der Gesichtsknochen, Schmerzen beim Vorbeugen des Kopfes, Abgeschlagenheit und Fieber.

Therapie

Damit der Sekretabfluss aus den Nebenhöhlen gewährleistet wird, sollte man zeitlich begrenzt abschwellende Nasentropfen (z. B. Otriven, Nasivin) verwenden, bei Bedarf kann der Arzt Ihnen zusätzlich Schmerzmittel (z. B. Ibuprofen) sowie fiebersenkende Mittel (z. B. Paracetamol) oder Antibiotika verschreiben.

So hilft Ihnen die Komplementärmedizin

Sie können einiges tun, um die Nebenhöhlenentzündung wieder loszuwerden und den Heilungsprozess aktiv zu unterstützen:

- Trinken Sie mindestens 2–3 Liter pro Tag, um den Schleim zu verflüssigen; ideal sind warme Tees und Mineralwasser.
- Leichte körperliche Aktivität ist förderlich, Überanstrengung sollten Sie aber auf jeden Fall vermeiden.
- Meiden Sie möglichst alles, was die Atemwege zusätzlich reizt, z. B. Auspuffgase oder verrauchte Luft.

Zur Stabilisierung und Immunaktivierung der Schleimhautflora haben sich Probiotika bewährt. Zu den empfehlenswerten Hausmitteln gehören Hustensäfte aus Zwiebeln oder Zitrone. Zum Verflüs-

Bromelain

Dieses eiweißspaltende Enzym aus der Ananas hat in einer wissenschaftlichen Studie die Erkrankungsdauer und -schwere bei bakteriellen und viralen Nebenhöhlenentzündungen deutlich verringert und war der Standardtherapie (abschwellende Nasentropfen, Schmerzmittel, Antibiotika) signifikant überlegen.

sigen und Abtransport des Schleims ist Inhalieren sinnvoll.

Pflanzliche Mittel

Entsprechend der Symptomatik können u. a. folgende pflanzliche Mittel hilfreich sein:

- Isländisch Moos (Isla Moos, Broncholind Isländisch Moos) wirkt hustenlindernd und entzündungshemmend. Efeusirup (Efeu Hustensirup Madaus, Hedelix) bzw. Efeuextrakt, Fenchel-, Eukalyptus- oder Thymiantee wirken schleimlösend.
- Lindenblütentee und Tee aus Huflattichblättern wirken krampflösend.

Neurodermitis

Unter Neurodermitis (atopisches Ekzem) versteht man eine Hautkrankheit, die mit verschiedenen Symptomen einhergehen kann, u. a. Hauttrockenheit, Rötung, Schuppung, nässenden oder trockenen Entzündungen und Juckreiz. Neurodermitis bzw. -ähnliche Hauterscheinungen können in Folge von medikamentösen Krebsstandardtherapien auftreten.

Therapie

Die Therapieempfehlungen sind in der Leitlinie der Deutschen Dermatologischen Gesellschaft niedergelegt. Sie umfassen u. a.:

- lokale Basistherapie, z. B. Wasser-in-Öl-Emulsion bei trockener Haut
- harnstoffhaltige Emulsion bei Ekzem
- lokale spezifische Therapie, z. B. Salizylsäure bei Schorfbildung,
- Antiseptika, Antibiotika, Antimykotika zur Verhinderung und Behandlung von Entzündungen
- lokale entzündungshemmende Therapie, z. B. mit Kortisonsalben, -lotionen, -gelen sowie mit Teerpräparaten und Schieferölen
- systemische medikamentöse Therapie, z. B. mit Antihistaminika, Kortisonpräparaten sowie abwehrhemmenden Medikamenten wie Cyclosporin oder Azathioprin
- als unterstützende Maßnahmen Phototherapie und Klimatherapie

Achtung: Verfahren mit zweifelhaftem Unbedenklichkeits- oder Wirksamkeitsnachweis sind u. a. Eigenbluttherapie, Homöopathie, Bioresonanztherapie, Akupunktur, Kinesiologie, orthomolekulare Therapie mit Vitamin- oder Spurenelement-Einzelsubstanzen oder -Gemischen sowie Behandlungen mit Gamma-Linolensäure, Nachtkerzenöl, Schwarzkümmelöl bzw. Anwendungen der Traditionellen Chinesischen Medizin (TCM).

So hilft Ihnen die Komplementärmedizin

Die Lebensstiloptimierung ist die Grundlage einer erfolgreichen Neurodermitistherapie. Daher haben Ernährungsberatung und -umstellung, Psychotherapie zur Stabilisierung der Psyche und zum Stressentzug sowie Anleitung zu körperlicher Aktivität Vorrang. Pflanzenextrakte, die sich erfahrungsheilkundlich bei der Behandlung der Neurodermitis bewährt haben, sind u. a. *Hamamelis-virginia*-Extrakt und Kamillenextrakt (als Salbe oder Creme), sie wirken entzündungshemmend und keimabtötend. Weitere Verfahren, die möglicherweise hilfreich für Sie sind, finden Sie in den Kapiteln »Hand-Fuß-Syndrom« (Seite 79) und »Hautausschlag« (Seite 84).

Info:

- www.neurodermitis.net
- www.neurodermitisportal.de

Ödem

Unter einem Ödem versteht man die Ansammlung von Wasser in einem Körpergewebe, die mit einer tastbaren Schwellung einhergehen kann. Voraussetzung für die Entstehung von Ödemen sind der Übertritt von Flüssigkeit aus Blutgefäßen in das Gewebe sowie die verminderte Ausscheidung von Flüssigkeit durch die Nieren.

Ein Ödem ist keine eigenständige Erkrankung, sondern ein Symptom, das durch unterschiedliche Grunderkrankungen ausgelöst werden kann.

Die Symptomatik von Ödemen wird bestimmt durch deren Lokalisation, u. a.:

- dicke, schwere Beine und Fußknöchelödeme, z. B. bei Herzinsuffizienz oder Krampfadern
- Kopfschmerz, Übelkeit, Erbrechen, Orientierungsstörungen, z. B. bei Hirnödem
- Schleimhautschwellung, Luftnot, Schluckbeschwerden, z. B. bei Ödemen im Mund-Rachen-Raum
- Übelkeit, Appetitlosigkeit durch Wassereinlagerung im Bauch (Aszites), z. B. bei Leberzirrhose bzw. Leberinsuffizienz
- Luftnot, Atemgeräusche, Schwächegefühl, z. B. bei Lungenödem

Therapie

Die Therapie der Grunderkrankung steht immer im Vordergrund. Symptomatisch wirksame Maßnahmen umfassen u. a. körperliche Aktivierung, Ernährungsoptimierung, Kompressionstherapie mit Kompressionsstrümpfen – und -verbänden, manuelle Lymphdrainage sowie bei Bedarf wasserausschwemmende Medikamente (Diuretika).

So hilft Ihnen die Komplementärmedizin

Regelmäßige körperliche Aktivität (Sport) ist die nebenwirkungsärmste und preiswerteste Maßnahme, um alle körpereigenen Schutzmechanismen zu aktivieren, insbesondere auch gegen Ödeme.

Ausschwemmende Tees sind z. B. Brennnessel- und Melissentee, entwässernde Speisen sind z. B. Reis, Kartoffeln, Gurken, Tomaten sowie Ananas. Wassertreten in kaltem Wasser sowie abwechselnd warme und kalte Fußbäder haben sich bei Ödembildung ebenfalls bewährt.

Natriumselenit

Wenn Sie in Absprache mit Ihrem Arzt Selen in einer Dosierung von 300 µg pro Tag einnehmen (z. B. Cefasel, selenase, selen-loges, Seltrans), neutralisieren Sie damit freie Radikale, die u. a. Entzündungsreaktionen mit Ödembildung aufrechterhalten (siehe Lymphödem, Seite 102).

Weihrauchextrakte

Weihrauchextrakte (z. B. H-15) haben sich in ersten Studien als nebenwirkungsfreie Behandlungsmöglichkeit für Ödeme erwiesen. Nach dem derzeitigen Stand der wissenschaftlichen Forschung ist die ödem- und entzündungshemmende Aktivität der Weihrauchextrakte auf deren Gehalt an Boswelliasäuren zurückzuführen. Insbesondere Ödeme im Mund-Rachen-Raum nach Chemo- und Strahlentherapie von Krebsen dieser Region und Ödeme im Gehirn nach operativen Eingriffen sowie Chemo- und Strahlentherapie von Hirntumoren sprechen auf Weihrauchextraktbehandlung an. Die optimale Dosis beträgt dreimal täglich 800–1200 mg.

Osteoporose

Unter Osteoporose versteht man eine Stoffwechselstörung des Knochens, die mit dem Abbau von Knochensubstanz und Stabilitätsverlust einhergeht. Eine Osteoporose macht im Anfangsstadium keine Beschwerden. Bei Fortschreiten geht sie häufig mit Schmerzen sowie Knochenbrüchen einher, die meist keinen erkennbaren Anlass haben (Spontanfrakturen). Betroffen ist häufig der Oberschenkelhals oder Wirbelkörper.

Die häufigsten Ursachen für die Entstehung einer Osteoporose sind:

- mangelnde körperliche Aktivität
- Mangelversorgung mit Kalzium und Vitamin D, z. B. durch Fehlernährung oder Diäten, übermäßigen Kaffee-, Alkohol-, Nikotingenuss, Missbrauch von Abführmitteln
- Beeinflussung der Aktivität des Knochenstoffwechsels unter Krebserkrankungen und -therapien
- Östrogenmangel bei Frauen in den Wechseljahren
- medikamentös verursacht, z. B. durch Kortison, insbesondere durch antihormonelle Therapie

Achtung: Über Jahrzehnte wurden Sexualhormone gegen Wechseljahresbeschwerden (Hitzewallungen, Herzinfarkt-, Schlaganfallrisiko, Osteoporose) verordnet. Neuere Studien belegen allerdings, dass weder Herzinfarkt- noch Schlaganfallrisiko reduziert werden, dass jedoch das Risiko an Brustkrebs zu erkranken steigt. Eine Hormon-Ersatz-Therapie kann bei Frauen in den Wechseljahren eine Osteoporose nachweisbar bremsen. Allerdings ist eine lebenslange (langjährige) Hormongabe notwendig, die mit einem unverhältnismäßig großen Risiko für die Entstehung von Brustkrebs, Herzinfarkt, Schlaganfall und Thrombose einhergeht. Die Studienlage zeigt: Um fünf osteoporosebedingte Knochenbrüche zu verhindern, müssten 10 000 Frauen ein Jahr Hormone einnehmen. Hormonabhängige Krebsarten (z. B. Brust-, Eierstock- oder Prostatakrebs) können u. a. mit einer Antihormontherapie (Hormonblockade oder Hemmung des Hormonaufbaus) behandelt werden. Dabei entfällt der hormonbedingte Wachstumsreiz für die Krebszellen mit der Konsequenz, dass die Krebszellen nicht mehr wachsen und absterben. Durch den Hormonentzug werden jedoch auch Wachstum und Aktivität von Zellen des Normalgewebes (z. B. von Knochen) gehemmt. Das hat u. a. Auswirkungen auf den Aufbau von Knochensubstanz und -stabilität, die im Verlauf der antihormonellen Therapie abnehmen. Die Abnahme der Knochendichte kann bis hin zur behandlungsbedürftigen, bruchgefährdeten Osteoporose führen.

Therapie

Bei Bruchgefahr bzw. als Bruchvorbeugung erfolgt meist eine medikamentöse Therapie mit Bisphosphonaten (z. B. Aredia, Fosamax, Zometa), selektiven Östrogen-Rezeptor-Modulatoren (SERM, z. B. Evista) oder monoklonalen Antikörpern (Denosumab, z. B. XGEVA, PROLIA). Diese sollte immer auf ärztliche Anordnung erfolgen.

Bisphosphonate reichern sich fast ausschließlich in Knochen an. Sie gehen Verbindungen ein mit körpereigenen Substanzen und festigen die Knochengrundsubstanz. Außerdem beeinflussen sie die Tätigkeit von Zellen, die am Knochenauf- und -abbau beteiligt sind. Sie hemmen insbesondere sogenannte Osteoklasten, die den Knochen abbauen, und stärken somit den Kochenaufbau durch Osteoblasten.

Das Wirkprinzip der SERM ähnelt dem der Bisphosphonate. Sie hemmen die Aktivität von knochenabbauenden Osteoklasten über eine Beeinflussung der Östrogenrezeptoren an diesen Zellen. Im Gegensatz zu Bisphosphonaten werden sie nicht in den Knochen eingebaut und verbleiben daher auch nur relativ kurz im Körper.

So hilft Ihnen die Komplementärmedizin

Die Basis der Osteoporosevorbeugung und -behandlung besteht aus regelmäßiger körperlicher Aktivität (Gehen bzw. Walking sowie Kraftsport mit Zug- und Druckbelastung für die Knochen), kalziumreicher (z. B. Milchprodukte, kalziumhaltige Mineralwässer) und Vitamin-D-haltiger Ernährung (z. B. Fisch, Eier, Milch, Butter). Unser Körper ist übrigens in der Lage, Vitamin D selbst zu bilden. Dies geschieht durch UV-Bestrahlung bei Aufenthalt im Freien, auch bei bewölktem Wetter.

Nikotin und phosphathaltige Lebensmittel wie Wurst, Cola- bzw. Limonadengetränke oder Schmelzkäse senken die Aufnahme und die Verfügbarkeit von Kalzium. Wird der Kalzium- und Vitamin-D-Bedarf durch die Nahrung nicht gedeckt, sollte eine Behandlung mit Kalzium (1 g/Tag) und Vitamin D (400–800 Einheiten/Tag) erfolgen. Es gibt ein großes Angebot an Kombinationspräparaten, z. B. Calcium Verla D, Calcium D3 Stada, Ossofortin forte, Calcivit D.

Info:

- www.netzwerk-osteoporose.de
- Kuratorium Knochengesundheit: www.osteoporose.org
- www.osteoporose-deutschland.de

Pilzinfektionen

Pilzerkrankungen gehören zu den häufigsten Infektionskrankheiten und werden in der Medizin »Mykosen« genannt. Pilze kommen überall in der Umwelt vor und besiedeln (ohne Krankheitswert) auch Haut- und Schleimhäute des Menschen. Eine Pilzinfektion kann auftreten, wenn das körpereigene Abwehrsystem (Immunsystem) geschwächt ist.

Äußerliche Pilzinfektionen

Pilze können Nägel (Zehen und Finger), Haut (insbesondere auch an den Füßen) und Schleimhäute (z.B. in Scheide, Mund-Rachenraum, Magen-Darm-Trakt) befallen und zu starken Befindlichkeitsstörungen (z.B. Juckreiz, Schmerzen, Blähungen, ästhetische Beeinträchtigung) führen. Die häufigsten äußerlichen Pilzinfektionen sind Fuß-, Scheiden- und Darmpilzerkrankungen. Als Erreger sind bekannt Sprosspilze (auch Hefen genannt, z.B. Candida-Arten), Fadenpilze (auch Hautpilze genannt, z.B. Trichophyton-Arten, Microsporum-Arten) und Schimmelpilze (z.B. Aspergillus-Arten, Mucor). Ihre Übertragung kann direkt, z.B. durch Kontakt mit infizierten Personen oder Tieren, oder indirekt erfolgen, z.B. über gemeinsam benutzte Gegenstände, z.B. Zahnbürsten oder Essbesteck. Begünstigende Faktoren für eine äußerliche Pilzinfektion sind neben Abwehrschwäche insbesondere auch feuchtwarmes Milieu, Stoffwechselstörungen sowie Ernährungsfehler (z.B. übermäßiger Zuckergenuss).

Die Symptome sind abhängig von der Lokalisation der Pilzinfektion und umfassen u.a.:

- bei Scheidenpilzinfektion: Juckreiz, weißlichen Ausfluss sowie die Entzündungsanzeichen Rötung, Schwellung, Schmerzen
- bei Nagelpilzinfektion: Brüchigkeit und Verdickung der Nagelplatte, Entzündung des Nagelbettes sowie gelblich-braune Verfärbungen
- bei Darmpilzinfektion: Blähungen, Völlegefühl, Schmerzen, aufgetriebener Bauch, Durchfall und Verstopfung im Wechsel
- bei Haut-/Fußpilzinfektion: Juckreiz, Nässen, Entzündungszeichen, rote begrenzte schuppende Flecken bei Hautpilzinfektionen

Therapie

Erste Maßnahme bei äußerlichen Pilzinfektionen ist die Ursachensuche (z.B. Stoffwechselstörung, Abwehrschwäche, Durchblutungsstörung). Bei akuten, ausgedehnten äußerlichen Pilzinfektionen kann eine medikamentöse Behandlung notwendig sein. Die Therapie erfolgt nach angemessener Labordiagnostik (u.a. mittels Abstrich oder Abschabung befallener Areale, Biopsie sowie mittels Körpersekreten/-flüssigkeiten) und richtet sich insbesondere nach der Lokalität des Pilzbefalls. Zur Anwendung kommen in der Regel sogenannte Antimykotika, die als Salben, Gele, Tinkturen, (Lutsch-)Tabletten, Zäpfchen, Sprays oder Infusionslösung bereitstehen und die fungistatisch (vermehrungshemmend) oder fungizid (abtötend) wirken.

Achtung: Medikamentöse Therapien von Pilzinfektionen sind in der Regel lang andauernd und sollten hinsichtlich des Therapieerfolges mittels angemessener Diagnostik kontrolliert werden. Nicht hinreichende Behandlungsansätze gehen oft mit erneuten Infektionen (Re-Infektionen) einher.

So hilft Ihnen die Komplementärmedizin

Bei symptomlosen, lokal begrenzten äußerlichen Pilzinfektionen sollte zunächst der Lebensstil optimiert werden. Anzustreben wären:

- ausgewogene Ernährung und Reduktion des Verzehrs raffinierten Zuckers (z. B. in Form von Getränken, Süßigkeiten) sowie Vermeidung von Übergewicht;
- regelmäßige körperliche Aktivierung zur Anregung des Stoffwechsels, des Herz-Kreislauf-Systems sowie des Abwehrsystems;
- Entspannungsübungen zur Stabilisierung der Psyche sowie zum Stressabbau;
- Reduktion von Genuss-/Suchtmitteln aller Art, z. B. Alkohol, Koffein, Tabak, zuckerhaltigen Getränke und Speisen (oder noch besser: weglassen).

Die komplementärmedizinische Behandlung von äußerlichen Pilzinfektionen kann mittels abwehrsteigernder Maßnahmen (z. B. Eberraute-Tee, Kolostrum-Extrakt, Probiotika, Brottrunk) sowie mittels diverser Pflanzenextrakte (z. B. Granatapfelextrakt, Grapefruitkernextrakt) systemisch versucht werden.

Lokalisierte Behandlungsversuche bei äußerlichen Pilzinfektionen sind abhängig von deren Lokalisation und umfassen insbesondere:

- joghurtgetränkte Tampons (Scheidenpilz);
- Pinselung mit Teebaumöl, Grapefruitkern- oder Granatapfel-Extrakt (Nagelpilz);
- Einnahme von Probiotika, z. B. als Joghurt oder milchsauer vergorene Nahrungsmittel (z. B. Brottrunk, Sauerkrautsaft) sowie als Medikament, z. B. Symbioflor, Mutaflor, Colibiogen (Pilzinfektion im Darm und Mund-Rachen-Raum);
- Einreiben von Lavendelöl, Thymianöl oder Myrrhetinktur (Hautpilz).

Achtung: Alle komplementärmedizinischen Behandlungsmethoden bei äußerlichen Pilzerkrankungen sind bezüglich Wirksamkeit und Unbedenklichkeit nicht geprüft und sollten, wenn überhaupt, nur für kurze Zeit und unter ärztlicher Beobachtung erfolgen.

Pilzinfektionen, Systemische

Von einer systemischen Pilzerkrankung (systemische Mykose) spricht man, wenn sich Pilzerreger über das Blut- oder Lymphsystem im Körper ausgebreitet und innere Organe befallen haben (z. B. Lunge, Gehirn). In Deutschland werden systemische Infektionen meist durch Candida- (Hefe- oder Sprosspilze) und Aspergillus-Arten (Schimmelpilze) hervorgerufen. Grundlage für die Entwicklung von systemischen Pilzerkrankungen sind ernste Erkrankungen (z. B. Krebs, Stoffwechsel- oder Durchblutungsstörungen sowie abwehrschwächende Infektionskrankheiten) sowie deren Therapien (z. B. Chemo-, Strahlen-, Hormon-, Antibiotikum- oder Kortison-Therapien), die als Nebenwirkung die körpereigenen Abwehrkräfte reduzieren können. Die Pilze gelangen über die Haut bzw. über die Schleimhäute der Atemwege oder des Magen-Darm-Traktes in Blut- und Lymphgefäße (Blutvergiftung) und können alle Organe befallen. Da systemische Pilzinfektionen in der Regel schleichend und mit geringen Beschwerden beginnen, werden sie häufig erst spät diagnostiziert und behandelt. Die Symptomatik ist abhängig vom Organbefall und reicht von Fieber über Husten, Kurzatmigkeit, Lungenentzündung, Müdigkeit, Nachtschweiß und Kopfschmerzen bis hin zu lebensbedrohlichen Krampfanfällen. Eine systemische Mykose kann unbehandelt zu Tode führen, daher ist ein leitlinienangepasstes diagnostisches und therapeutisches Vorgehen unabdingbar.

Diagnostik und Therapie

Bei Verdacht auf eine systemische Pilzinfektion ist ein mikrobiologischer Erregernachweis (aus Material befallener Organe, z. B. mittels Blutkultur, Biopsie, bronchoskopischer/endoskopischer Probengewinnung, Abstrich) und eine sogenannte Resistenzbestimmung (Antibiogramm, d. h. Labortest auf das optimal wirksame Antimykotikum) der nachgewiesenen Erreger unbedingt anzustreben. Eine systemische Mykose erfordert eine systemische Therapie, die in der Regel unmittelbar nach Probeentnahme für die mikrobiologische Resistenzbestimmung eingeleitet wird. Dies ist notwendig, da das Pilzwachstum im Labor sehr langsam erfolgt und da bei Abwarten des Untersuchungsergebnisses mehrere Wochen vergehen können. Im Falle eines nicht optimalen Therapiebeginns wird in der Regel nach Vorliegen des Antibiogramms die Therapie optimiert. Verabreicht werden fungizid (abtötende) oder fungistatisch (vermehrungshemmend) wirksame Antimykotika, insbesondere als Infusionen, Tabletten, Säfte oder Inhalationen.

Achtung: Da systemische Pilzinfektionen lebensbedrohlich sein können, sollte bei Verdacht unmittelbar eine wissenschaftlich fundierte Diagnostik und Therapie eingeleitet werden. Für komplementärmedizinische Maßnahmen ist bisher keinerlei Wirksamkeit belegt.

Rheumatische Beschwerden

Unter rheumatischen Beschwerden versteht man Schmerzen aufgrund von Verschleiß in den Gelenken (siehe Arthrose, Seite 38) sowie Schmerzen in der Muskulatur bzw. im Weichteilgewebe (Weichteilrheuma, Fibromyalgie). Rheumatische Erkrankungen betreffen insbesondere das Binde- und Stützgewebe des Bewegungsapparates sowie innere Organe (z.B. Herz) und werden unterteilt in entzündliche und degenerative (arthritische, verschleißbedingte) Formen.

Weichteilrheumatismus geht meist einher mit Dauerschmerzen unterschiedlicher Stärke und betrifft insbesondere Muskeln, Sehnen, Schleimbeutel und Bänder. Am häufigsten betroffen sind die Schulter-Nacken-Arm-Region (z.B. Schulter-Arm-Syndrom, Tennisarm) sowie die Hüft- und Oberschenkelregion. Die Ursachenforschung ist noch nicht abgeschlossen, bekannte Ursachen sind u.a. Über- bzw. Fehlbeanspruchung mit einhergehender Abnutzung, Kälte sowie Stress bzw. seelische Probleme, die zu Verspannungen führen.

Im Verlauf von Krebserkrankungen können rheumatische Beschwerden als »paraneoplastisches Syndrom« auftreten. Die Symptomatik bessert sich in der Regel bei erfolgreicher Therapie. Des Weiteren können rheumatische Beschwerden im Zuge von Krebsstandardtherapien (z.B. Chemo-, Strahlen-, Antihormon-, Antikörperbehandlungen) vorkommen, da diese auch das Zellwachstum- und die Zellaktivität der gesunden Körperzellen hemmen und die Therapien Stoffwechselstörungen und direkte Nerven- oder Muskelzellschädigungen verursachen können.

Therapie

Jede medikamentöse Therapie rheumatischer Beschwerden sollte durch einen Arzt (Rheumatologe, Allgemeinmediziner, Internist, Orthopäde) eingeleitet und überwacht werden. Als schmerzstillende Medikamente (als Tablette oder als Injektion) kommen u.a. Acetylsalicylsäure, Ibuprofen und Diclofenac infrage (siehe auch Arthrose, Seite 38). Entzündungshemmend und schmerzlindernd wirkt u.a. Ibuprofen.

Achtung: Auch für antioxidative Vitamine (u.a. Vitamin C und Vitamin E) werden schmerzlindernde Wirkungen beschrieben. Allerdings können die fettlöslichen Vitamine A, D, E und K bei Überdosierung zu schwerwiegenden, unter Umständen lebensbedrohlichen Organschädigungen (z.B. der Leber) führen. Deren Einnahme sollte daher immer ärztlich überwacht werden.

So hilft Ihnen die Komplementärmedizin

Die positiven Wirkungen von Akupunktur und Equizym MCA wurden bereits bei Arthrose, Seite 38) beschrieben.

Physiotherapeutische Anwendungen

Maßnahmen, die lindernd bei rheumatischen Beschwerden wirken, sind u. a.:

- Wärme, z. B. Bäder (Temperatur: 36 °C und mehr), Moor- oder Fangopackungen (Temperatur: 42 °C und mehr), Infrarotlicht oder milde Ganzkörperhyperthermie
- Massagen, z. B. Muskel- bzw. Bindegewebsmassagen, Elektroimpulsmassagen
- Salben bzw. Gele zur äußerlichen Anwendung, um die Durchblutung zu fördern

Schlafstörung

Während der Krebsdiagnostik, -therapie und -nachsorge findet man oft nicht den erholsamen Schlaf, den man eigentlich so dringend bräuchte. Mögliche Gründe dafür sind:

- krankheitsbedingte, unbewältigte Probleme (z. B. familiärer oder partnerschaftlicher Art)
- psychische oder körperliche Beschwerden (Depression, Schmerzen)
- unerwünschte Arzneimittelnebenwirkungen der notwendigen Zytostatika, Hormonblocker (Antihormone), Kortisontherapie, Blutdrucksenker oder Antidepressiva

Eine Sonderform der Schlafstörung ist die »Schlafapnoe«. Dabei handelt es sich um eine in Deutschland weit verbreitete chronische Schlafstörung (ca. 8 % der Bevölkerung sind betroffen), die mit kurzzeitigem Atemstillstand einhergeht. Dadurch sinkt die Sauerstoffversorgung im Gehirn und anderen Organen, wodurch wiederum eine Weckreaktion eintritt.

Therapie

Vorrangig ist immer die Behandlung von Grunderkrankungen bzw. die Berücksichtigung der Lebensphase, die mit der Schlafstörung einhergeht. Eine Therapie der Schlafstörung (z. B. durch synthetische Antihistaminika wie Diphenhydramin oder Doxylamin) sollte immer ärztlich angeordnet und begleitet werden.

So hilft Ihnen die Komplementärmedizin

Gesunder Schlaf ist nicht auf Knopfdruck möglich, es wird eine Weile dauern, bis die im Folgenden angeführten Änderungen greifen; dies hängt auch davon ab, wie lange Ihre Schlafstörungen bereits bestehen und wie hartnäckig Ihre »schlafverhindernden Verhaltensweisen« sind.

Lassen Sie den Tag rechtzeitig ausklingen, bevor Sie ins Bett gehen. Beenden Sie die körperlichen und seelischen An- bzw. Überforderungen des Tages und läuten Sie den Feierabend ein. Geben Sie sich diese Zeit, um zur Ruhe zu kommen; entwickeln Sie bestimmte Feierabendrituale mit entspannender Musik, einer leichten Lektüre, einem beruhigenden Tee oder einem entspannenden Bad. Legen Sie sich keinesfalls direkt ins Bett, wenn Sie noch »auf 180 sind«, um sich dann stundenlang umherzuwälzen.

Auch das, was wir am Tag tun, hat Einfluss auf unsere Nachtruhe. Versuchen Sie, sich tagsüber ausreichend zu bewegen. Körperliche Aktivität ist ganz wichtig für einen erholsamen Schlaf. Auch gesunde, ausgewogene Ernährung spielt wie bei vielen anderen Beschwerden eine Rolle, insbesondere das Abendessen sollte leicht verdaulich sein und nicht zu spät eingenommen werden.

Beruhigende Tees und Bäder

Probieren Sie aus, ob Ihnen ein warmes Bad vor dem Schlafengehen guttut. Beruhigende Badezusätze sind beispielsweise Melissen- oder Lavendelöl. Beruhigungstees enthalten meist Baldrian, Melisse oder Johanniskraut. In der Apotheke erhalten Sie auch Baldrian- und Hopfenextrakt, sowohl als Einzel-, als auch als Kombinationspräparat. Baldrianextrakt hilft vor allem bei Einschlafstörungen und Hopfenextrakt bei Durchschlafstörungen. Insbesondere Baldrian hat sich in Anwendungsbeobachtungen und Pilotstudien als wirksam und nebenwirkungsfrei erwiesen. Bitte beachten Sie, dass der optimale schlaffördernde Effekt von Baldrianextrakt erst nach einer Anwendungsdauer von ca. 2–3 Wochen auftritt.

Achtung: Auf Alkohol, Koffein und Nikotin sollten Sie verzichten: Kaffee putscht bekanntermaßen auf und sollte daher nicht zu spät am Tag konsumiert werden, Alkohol erleichtert unter Umständen das Einschlafen, verschlechtert aber die Schlafqualität, sodass auch der »Schlummertrunk« nicht empfehlenswert ist, Nikotin wiederum wirkt stimulierend und führt zu Entzugserscheinungen während der Nacht.

Schlafhygiene

Es ist sinnvoll, den Stress des Tages so weit wie möglich zu reduzieren. Wenn Sie sich mit Sorgen und Ängsten herumquälen, die Sie regelmäßig ins Bett begleiten, was nur allzu verständlich ist, wenn man sich mit einer Krebserkrankung auseinandersetzen muss, sollten Sie sich um eine psychoonkologische oder psychotherapeutische Begleitung kümmern. Achten Sie auf einen möglichst regelmäßigen Tag-Nacht-Rhythmus; am besten wäre es, wenn Sie immer zu den gleichen Zeiten schlafen gingen und aufstünden. Ihre Bettgehzeit sollten Sie so wählen, dass Sie dann tatsächlich müde sind. Es ist nicht sinnvoll, mit Schlafstörungen extra früh zu Bett zu gehen, das verlängert nur die Zeit des schlaflosen Herumwälzens. Wenn Sie müde ins Bett gehen und trotzdem nach einer Weile nicht einschlafen können, sollen Sie wieder aufstehen und irgendetwas tun (z. B. lesen, Radio hören, Entspannungsübungen oder Ähnliches); wenn Ihnen dabei die Augen zufallen, legen Sie sich wieder ins Bett. Es ist wichtig, keine Schlaferwartungshaltung aufkommen zu lassen; wenn Sie sich Sorgen oder Vorwürfe machen, dass Sie bestimmt wieder nicht einschlafen können und ständig kontrollierend auf die Uhr schauen, wird es vermutlich auch so sein. Verbannen Sie alles aus dem Schlafzimmer, was Sie nicht zum Schlafen brauchen, sprich: Fernseher, PC, Handy etc. Sorgen Sie für optimale Schlafbedingungen, also einen relativ kühlen – so wie es Ihnen angenehm ist –, gut gelüfteten, abgedunkelten, ruhigen Raum.

Info:

- Bundesfachverband Schlafapnoe: www.schlafapnoe.org
- www.psychosoziale-gesundheit.net/seele/schlafstoerung.html

Schleimhautentzündung (Mukositis)

Eine die Lebensqualität mindernde Entzündung der Schleimhäute (= Mukositis) ist die häufigste unerwünschte Nebenwirkung von Krebstherapien wie z. B. Chemo-, Strahlen- oder Antibiotikumtherapien. Zuweilen können Schleimhautentzündungen aber auch ohne Vorerkrankung auftreten, z. B. als Harnwegs- oder Magen-Darm-Infekt. Chemo- und Strahlentherapien greifen insbesondere Gewebe an, deren Zellen sich schnell teilen (wie z. B. Schleimhautzellen). Das Risiko, eine Schleimhautentzündung zu erleiden, hängt von Art, Dauer und Konzentration der verabreichten Therapien ab. Schleimhautentzündungen unter Krebstherapien treten am häufigsten im Mund-Rachen-Raum auf. Die Symptome erstrecken sich von Rötung, Schwellung und Blutung bis hin zu sehr schmerzhaften, die Lebensqualität mindernden Geschwüren.

Therapie der Mukositis im Mund-Rachen-Raum

Obwohl die Mukositis eine besonders häufige und unangenehme Nebenwirkung der Krebstherapie ist, sind die Therapiemöglichkeiten begrenzt.

So hilft Ihnen die Komplementärmedizin

Schleimhauthygiene (insbesondere zur Vorbeugung)
Regelmäßige Mundpflege (weiche Zahnbürste, um Verletzungen zu vermeiden) und Mundspülungen mit Kamillen- bzw. Salbeitee oder -wasser. Kamille und Salbei wirken entzündungshemmend und desinfizierend.

Ernährungsoptimierung
Ist die Nahrungsaufnahme aufgrund von Schmerzen eingeschränkt, können schmerzlindernde, lokal angewandte Mundspülungen bzw. Gele angezeigt sein. Bei Wunden und/oder Geschwüren im Mund sollte unbedingt auf säurehaltige, scharfe Nahrungsmittel sowie auf »Genussmittel« wie z. B. Nikotin und Alkohol verzichtet werden. Bei akuten Schleimhautentzündungen sollte gegessen und getrunken werden, was bekommt!

Medikamentöse Schmerzmittel (Analgetika) lokal, z. B. anästhesierende Mundspülungen, oder systemisch, z. B. Metamizol-, Tramadol- oder Morphin Tropfen, immer in Absprache mit dem betreuenden Arzt! Lokale Anwendung von sogenannten Antacida (Säureblockern) oder Sucralfat kann zur Schmerzlinderung durch Bildung eines Schutzfilmes auf der entzündeten Schleimhaut führen. Bei entsprechender Indikation ist eine antivirale (z. B. bei Herpesinfektion) oder antimykotische (z. B. bei Candida-Pilzinfektion) Therapie angezeigt.

Lutschen von gefrorenen Ananasstücken (oder Eiswürfeln)
Kaufen Sie eine reife Ananas und schneiden Sie diese in mundgerechte Stücke. Geben Sie die Ananasstücke in das Gefrierfach Ihres Kühlschrankes oder in einen Gefrierschrank und frieren Sie sie ein. Nehmen Sie täglich mehrmals ein gefrorenes Ananasstück (bzw. ein mundgerechtes Stück Eis) und lassen Sie es langsam im Mund zergehen. Durch den Kältereiz werden die Schmerzen genommen, durch den Kontakt der aufgetauten Ananasstücke mit der Schleimhaut können die enthaltenen Enzyme lokal wirksam werden und den Heilungsprozess einleiten bzw. beschleunigen.

Schluckstörung

Bei Schluckstörungen besteht die Gefahr, dass Nahrung oder Flüssigkeit »aspiriert« werden, d.h., sie gelangen durch »Verschlucken« in die Luftröhre und in die Lunge. Daraus kann sich eine lebensgefährliche und therapiebedürftige Lungenentzündung (Aspirationspneumonie) entwickeln, was unbedingt vermieden werden muss.

Therapie

Die Behandlung von Schluckstörungen erfolgt immer ursachenbezogen und kann in Abhängigkeit von der Grundkrankheit erheblich variieren. Oft sind unterschiedliche Fachdisziplinen (z.B. Neurologie, Psychiatrie, Chirurgie, Innere bzw. Allgemeinmedizin, Onkologie, Ernährungswissenschaften, Physiotherapie) an der Erarbeitung von Therapiekonzepten beteiligt.

So hilft Ihnen die Komplementärmedizin

Durch die Anwendung naturheilkundlicher Maßnahmen darf keinesfalls die notwendige Therapie einer zugrunde liegenden Erkrankung verzögert werden! Entspannungsübungen, Ernährungsoptimierung, Muskeltraining durch gezielte Reize oder Elektrostimulation können individuell wirksam sein, die Datenlage ist allerdings dürftig.

Linsenlektin

Bei Mundtrockenheit und Entzündungen im Gefolge von Chemo- oder Strahlentherapien hat sich die schleimhautstabilisierende Wirkung von Eiweiß aus Linsen (Linsenlektin) als lindernd erwiesen. Es stimuliert die Zellen der Schleimhäute, u.a. körpereigene Eiweiße freizusetzen, die einen Schutzfilm auf der Schleimhaut bilden. Das Linsenlektin ist enthalten in Equizym MCA und Equinovo (siehe Equizym MCA, Seite 42) und Dosierungen von 10–15 mg pro Tag (entspricht 2–3 Tabletten Equizym MCA pro Tag) reichen aus, um die Schleimhäute zu schützen.

Hilfreich sein können außerdem Maßnahmen zur Stabilisierung bzw. zur Feuchthaltung der Schleimhäute, z.B.:

Kolostrum-Extrakt

Aufgrund seiner antioxidativen Wirkung ist Kolostrum-Extrakt in der Lage, gesundheitsschädliche freie Radikale zu neutralisieren. Freie Radikale spielen u.a. eine Rolle in der Entstehung und Aufrechterhaltung von Schleimhautentzündungen (Seite 133).

Brottrunk

Das ist ein alkoholfreies Gärgetränk, das Vitamine, Spurenelemente und aktive Enzyme enthält, die zur Neutralisierung von freien Radikalen beitragen, die Schleimhautentzündungen (Seite 133) auslösen bzw. aufrechterhalten können.

Probiotika
Bakterien bzw. Bakterienprodukte, z. B. Lactobazillen, Bifidobakterien oder *E. coli*, können das in der Schleimhaut ansässige Abwehrsystem aktivieren und Entzündungsreaktionen lindern. Sie sind enthalten in Joghurt bzw. Sauermilchprodukten oder als Arzneimittel verfügbar (z. B. Symbiolact, Symbioflor, Mutaflor, Omniflor).

Info: Kölner Dysphagiezentrum: www.dysphagiezentrum.de

Schmerz

Schmerz kann als ein Warnsignal des Körpers betrachtet werden. Manchmal reagiert das Warnsystem allerdings falsch und sendet unnötige oder übermäßig starke Warnungen aus. Für Schmerzen wie Kopfschmerz (z.B. Migräne, Spannungskopfschmerz), Gesichtsschmerz, Rückenschmerz, Gelenk- und Muskelschmerz, Nervenschmerz, Entzündungsschmerz, Bauchschmerz, Tumorschmerz sowie psychogenen Schmerz gibt es verschiedene Ursachen. Tumorschmerz entsteht u.a. durch Einwachsen (Infiltration) oder Verdrängung (Kompression) schmerzempfindlicher Strukturen (z.B. Nerven), durch Verlegung von Hohlorganen (z.B. Speiseröhre, Magen, Harnleiter), durch Einwachsen in Nervenfasern oder auch durch Krebstherapien (Operation, Chemo-, Strahlentherapie). Psychogener Schmerz hat seinen Ursprung meist in seelischen Konflikten, die Betroffene nicht selbst bewältigen können. Häufig verstecken sich hinter psychogenen Schmerzen u.a. auch schwerwiegende Sorgen rund um eine diagnostizierte Erkrankung wie z.B. Krebs.

Therapie

Die Behandlung von Schmerzen erfolgt immer ursachenbezogen und kann in Abhängigkeit von der Grundkrankheit erheblich variieren. Internationale Basis für die medikamentöse Schmerztherapie ist das WHO-Stufenschema:

1. nicht opioidhaltige Schmerzmittel (Metamizol, Diclofenac)
2. schwache Opioide (Codein, Tilidin) nach Bedarf in Kombination mit Stufe 1
3. starke Opioide (Morphin, Fentanyl) nach Bedarf in Kombination mit Stufe 1 plus Begleitmedikamente z.B. Antidepressiva, Steroide, Spasmolytika

So hilft Ihnen die Komplementärmedizin

Die folgende Liste nennt mögliche Therapieformen. Bitte besprechen Sie mit Ihrem Arzt oder Psychoonkologen, welche Unterstützung für Sie geeignet ist.

- Physiotherapeutische Maßnahmen, u.a. Krankengymnastik und Massagen
- Physikalische Maßnahmen
- Sporttherapie: u.a. medizinisches Aufbautraining und Gymnastik
- Elektrotherapie, u.a. TENS (transkutane elektrische Nervenstimulation)
- Akupunktur
- Psychotherapie, u.a. Entspannungsübungen, Verhaltenstherapie, Psychoanalyse und tiefenpsychologisch fundierte Therapie
- Hypnose
- Neuraltherapie zur Ausschaltung sogenannter Störfelder (Verursacher von Schmerzen) durch lokale Injektion von Anästhetika (z.B. Procain)

Info:

- www.schmerzliga.de
- www.bv-schmerztherapie.de

Schnupfen

Grundlage für die Entstehung von Schnupfen bei Krebserkrankungen ist meist eine Abflussbehinderung von Sekreten durch den Krebs bzw. durch eine mit dem Krebs einhergehende Schwellung der Schleimhäute. Es führen u. a. zellwachstumshemmende Zytostatika (sowie Strahlentherapien) zu Schleimhautschäden, was die Ansiedlung von Viren, Bakterien oder Pilzen ermöglicht, die einen Schnupfen auslösen; auch die Hemmung von Abwehrfunktionen durch Zytostatika erhöht die Infektanfälligkeit.

Achtung: Da die Behandlung mit abschwellenden Nasentropfen zu einer chronischen Entzündung mit Atrophie (Rückbildung) der Nasenschleimhaut führen kann, sollte sie nicht länger als 7 Tage erfolgen.

Therapie

Ein akuter Schnupfen ist meist harmlos und heilt ohne Therapie innerhalb weniger Tage ab. Bei chronischem Schnupfen sollte die Ursache festgestellt werden, da eventuell eine therapiebedürftige Erkrankung vorliegen kann. Medikamentös kann eine verstopfte Nase durch abschwellende Nasentropfen (z. B. Otriven, Nasivin) behandelt werden.

So hilft Ihnen die Komplementärmedizin

Achten Sie auf eine ausreichende Trinkmenge, um den Schleim zu verflüssigen. Trinken Sie mindestens 2–3 Liter pro Tag, z. B. warme Tees und Mineralwasser; angemessene körperliche Aktivität, regelmäßige Ruhephasen und das Meiden von Reizungen der Atemwege (z. B. durch Auspuffgase, verrauchte Luft) tragen zur raschen Genesung bei; reduzieren Sie zudem Genussmittel wie Nikotin oder Alkohol.

Die pflanzlichen, hustenlindernden, schleimlösenden oder fiebersenkenden Mittel in Form von Sirup oder Tee, wurden bereits mehrfach beschrieben. Eine Zusammenstellung finden Sie u. a. unter Bronchitis (Seite 53) sowie unter Abwehrschwäche (Seite 16). Hier wurden hilfreiche Maßnahmen zur Aktivierung des Immunsystems beschrieben.

Inhalieren

Zum Verflüssigen und Abtransport des Schleims können Sie inhalieren; geben Sie dazu einen Esslöffel Kochsalz oder eine Handvoll Kamillenblüten in kochendes Wasser und halten Sie den Kopf mit einem Handtuch bedeckt ca. 10–15 Minuten über das dampfende Gefäß.

Spülen Sie die Nase

Nasenspülungen mit Kochsalzlösung verhindern das Austrocknen der Nasenschleimhaut und erleichtern den Abfluss des Nasenschleims.

Schwitzen

Schweißausbrüche sind neben Übelkeit und Schwäche häufige Begleiterscheinungen von Krebserkrankungen (auch B-Symptome genannt, z. B. bei Lymphomen und Leukämien) oder treten als unerwünschte Arzneimittelnebenwirkung bei medikamentösen Krebstherapien, insbesondere bei immunologischen Behandlungen mit Zytokinen (z. B. Interferon), aber auch bei der Verabreichung von Wachstumsfaktoren (z. B. Neupogen, Neulasta), Bisphosphonaten (z. B. Bodronat, Zometa), chemo- und antihormonellen Therapien (siehe Hitzewallungen, Seite 89) auf.

Therapie

Die Aktivität von Schweißdrüsen kann u. a. gehemmt werden durch:

- ein Bad mit Zusatz von Eichenrindenextrakt; wirkt entzündungshemmend und adstringierend
- Iontophorese (Therapie mit Gleichstrom, der über Elektroden definierten Hautarealen zugeführt werden kann.) Die erforderlichen Elektroden mit Bedienungsanleitung sind in Apotheken erhältlich. Das Wirkprinzip beruht auf einer Hemmung von Nervenimpulsen sowie auf einer direkten Hemmung von Schweißdrüsen durch den Gleichstrom.

So hilft Ihnen die Komplementärmedizin

- Trinken Sie mindestens 2–3 Liter pro Tag, Mineralwasser sowie Tees, versetzt mit Salz und Zucker.
- Tragen Sie luftige Kleidung, die den Schweiß aufsaugt, wie Baumwolle, Leinen oder Seide.
- Verschaffen Sie sich Kühlung durch frische Luft, kalte Getränke, Eiswürfel oder Luftfächer.
- Stress, Alkohol, Kaffee, Nikotin oder Gewürze können das Schwitzen noch verstärken und sollten gemieden werden.
- Körperliche Aktivität reduziert Stress und stabilisiert die Durchblutung.
- Machen Sie Entspannungsübungen zur Stressreduktion. Salbeitee und insbesondere Salbeiextrakt (Sweatosan; 100–150 mg; zweimal täglich) haben einen direkt hemmenden Einfluss auf die Schweißdrüsen und können deren Tätigkeit reduzieren.
- Kneipp'sche Anwendungen, z. B. warme und kalte Wechselbäder, Duschen, Wassertreten, können stabilisieren.
- Ein wirksames Deodorant (ohne Aluminiumzusatz) und desinfizierende Seifen verhindern Geruchsentwicklung durch bakterielle Zersetzung des Schweißes.
- Bäder mit 10–20 ml zugesetzter Kamillenlösung können »Hitzeattacken« reduzieren.

Walter

Salbeiextrakt und Kamillenbäder halfen mir gegen die Hitzewallungen

» *Ich leide an einem hormonabhängigen Prostatakarzinom und werde mit Zoladex behandelt. Eine unangenehme Nebenwirkung dieser Therapie sind plötzlich auftretende und völlig unkontrollierbare Hitzeattacken mit Schweißausbrüchen, die insbesondere im Berufsalltag störend sind. Mein Komplementärmediziner riet mir, tagsüber Salbeiextrakt einzunehmen und am Abend ein Kamillenbad zu nehmen. Ich habe diese Tipps befolgt und kann nun mit den sehr viel selteneren und milder verlaufenden Hitzewallungen ein normales Leben führen.* «

Stuhlinkontinenz

Stuhlinkontinenz bezeichnet den unwillkürlichen Abgang von Inhalt (Stuhl) und Gas (Winde) aus dem Darm. Folgende Krebserkrankungen und -behandlungen können zur Stuhlinkontinenz führen:

- Krebs des Enddarmes, der Beckenorgane, z. B. Eierstöcke, Prostata, sowie des Rückenmarks;
- Operationen, die mit Verletzungen von Gewebe oder Nerven einhergehen;
- Chemotherapien sowie Strahlentherapien, die den Enddarm im Strahlenfeld haben, beeinflussen u. a. Muskulatur, Schleimhaut und Nerven und verändern die Darmmotorik.

Therapie

Eine medikamentöse Therapie mit Loperamid (Imodium, Loperamid ratiopharm, Lopolind; 2 mg; ein- bis zweimal täglich) kann erfolgreich sein und den Stuhlabgang verhindern. Loperamid ist ein Opioid (Opiumabkömmling). Es bindet an spezifische Rezeptoren (Andockstellen) im Darm, die Opioidrezeptoren. Dadurch wird die Darmbewegung (Peristaltik) gehemmt, der Darm ruhig gestellt und der unfreiwillige Stuhlabgang verhindert.

Achtung: Loperamideinnahmen können Nebenwirkungen verursachen, u. a. Mundtrockenheit, Kopfschmerz, Schläfrigkeit, Übelkeit, Erbrechen, Hautausschläge. Die Ruhigstellung des Darms kann dazu beitragen, dass es zu einer Überwucherung des Darms mit Bakterien bzw. deren Giften kommt, was den Körper weiter schwächt.

Eine operative Therapie (Straffung des Beckenbodens; Einsetzen eines künstlichen Schließmuskels) kann in bestimmten Fällen angezeigt sein.

So hilft Ihnen die Komplementärmedizin

Stuhlregulation durch Ernährungsoptimierung

Idealerweise sollte der Stuhl grundsätzlich weich, aber geformt sein, also nicht zu hart und auch nicht zu flüssig. Um dieses Ziel zu erreichen, sollten Sie ausreichend Ballaststoffe zu sich nehmen (enthalten in Vollkornprodukten, Weizenkleie, Obst und Gemüse etc.) und viel trinken. Meiden Sie Reizstoffe wie Alkohol, Koffein und Nikotin, essen Sie keine blähenden Speisen wie Kohl, Hülsenfrüchte und Zwiebeln.

Analhygiene

Reinigen Sie den After nach jedem Stuhlgang mit fließendem lauwarmem Wasser.

Sitzbäder

Sitzbäder mit lauwarmem Wasser und zugefügtem Calendulatee (Ringelblumenblüten), Kamillentee oder Eichenrindentee wirken hautberuhigend und juckreizstillend.

Verhaltenstherapie

Es könnte sinnvoll sein, im Rahmen einer Verhaltenstherapie die Regulation und Standardisierung der Toilettengewohnheiten einzuüben, z. B.:

- Training, nur zu bestimmten Zeiten zur Toilette zu gehen, z. B. nach dem Essen;
- Verlängerung der Zeiten zwischen zwei Toilettengängen;
- Reduktion des Stresses, der mit dem Gang zur Toilette verbunden ist;
- Vermeidung emotionaler Reaktionen: Sie bewirken eine erhöhte Spannung des Bauchraums mit intensiviertem Druck auf Darm und Blase.

Schließmuskeltraining und Biofeedback

Genau wie bei der Harninkontinenz ist es auch bei Stuhlinkontinenz wichtig, die entsprechende Muskulatur zu trainieren, also Beckenbodenübungen und Schließmuskeltraining zu machen. Einfache Übungsbeispiele finden Sie hier (Seite 82). Führen Sie die dort beschriebenen Übungen mehrere Minuten und mehrmals am Tag durch. Training mittels Biofeedback und Elektrostimulationsverfahren zur Stärkung des Schließmuskels werden angeboten und haben in vereinzelten Fällen auch eine Linderung der Symptomatik bewirkt. Um sie allgemein empfehlen zu können, müssten sie weiter erforscht und geprüft werden.

Sanitätsartikel

Entsprechende Einlagen, Windeln oder Analtampons erhalten Sie in Sanitätshäusern oder Apotheken. Diese Hilfsmittel sind einfach anzuwenden, sicher und unsichtbar und ermöglichen Ihnen, ohne Angst vor einem Malheur aus dem Haus zu gehen.

Info:

- www.inkontinenz-selbsthilfe.com/inkontinenz/stuhlinkontinenz.html
- www.kontinenz-gesellschaft.de
- www.selbsthilfeverband-inkontinenz.org

Thrombose

Unter Thrombose versteht man den Verschluss eines Blutgefäßes (meist Vene, selten Arterie) durch einen Thrombus (Blutgerinnsel).

Betroffen sind am häufigsten die tiefen Bein- und Beckenvenen im Gefolge von Krampfadern oder Venenentzündungen. Bemerkbar machen sich Thrombosen am betroffenen Körperteil u. a. durch Schwellungen, gespannte Haut und Schweregefühl, Rötung und Wärmegefühl sowie lagerungsabhängige Schmerzen.

Bei Krebserkrankungen können Thrombosen auftreten

- durch Einengung bzw. Verlegung von Blutgefäßen;
- durch Veränderung von Gerinnungsfaktoren, z. B. Erhöhung von gerinnungsfördernden Blutplättchen (Thrombozyten) und Eiweißen (Thrombin) sowie
- durch sogenannte paraneoplastische Syndrome.

Achtung: Antihormonelle Therapien (insbesondere mit Östrogenblockern, z. B. Tamoxifen) gehen mit erhöhter Thrombosegefährdung einher und sind bezüglich dieses Risikos immer kritisch abzuwägen. Ein Wechsel auf einen sogenannten Aromatasehemmer (z. B. Aromasin, Arimidex, Femara) sollte mit dem behandelnden Arzt besprochen werden.

Ferner können die Krebsstandardtherapien (z. B. Operation und deren Begleitumstände wie Narben, Schwellungen, Blutergüsse, Chemo-, antihormonelle und Strahlentherapie) die Thromboseentstehung fördern.

Therapie

Die therapeutischen Ziele (gemäß der Leitlinie der Deutschen Gesellschaft für Angiologie) sind:

- Wiederherstellung des Blutflusses durch medikamentöse Auflösung des Thrombus bzw. durch dessen operative Entfernung.
- Verhinderung der Thrombusvergrößerung durch Medikamente, die die Blutgerinnung hemmen, z. B. Heparin oder Marcumar (sogenannte Vitamin-K-Antagonisten).

Die Akutbehandlung innerhalb der ersten 3–4 Stunden einer Thrombose steht im Vordergrund. Die Diagnose und Therapie der zugrunde liegenden Erkrankungen erfolgen unmittelbar im Anschluss.

Thrombosen können lebensgefährlich werden, wenn sich das Gerinnsel oder Teile davon lösen und mit dem Blutstrom in andere Organe (z. B. Lunge, Gehirn) gelangen, wo sie als Embolie die ausreichende Blut- und Sauerstoffversorgung des Gewebes unterbinden. Daher die betroffene Körperregion immer ruhig stellen!

So hilft Ihnen die Komplementärmedizin

Die Therapie gemäß der Leitlinie steht im Vordergrund.

Ruhigstellen

Das Ruhigstellen der betroffenen Körperregion verhindert, dass sich Gerinnsel bzw. Teile davon lösen und als Embolie lebensgefährliche Organinfarkte auslösen.

Risikofaktoren vermeiden

Risikofaktoren für die Entstehung von Thrombosen reduzieren, insbesondere vermeidbare, vom Lebensstil abhängige wie Übergewicht, Bewegungsmangel, Nikotinkonsum, Flüssigkeitsmangel, orale Kontrazeptiva (»Pille«; insbesondere in Kombination mit Nikotin), intravenöse Drogen (Heroin).

Bromelain

Da wichtige Gerinnungsfaktoren Eiweiße sind, die durch Enzymaktivität inaktiviert werden, könnten ca. 3 000–4 000 FIP-Einheiten Bromelain pro Tag insbesondere in der Nachsorgephase die Therapie einer Thrombose optimieren.

Trockene Schleimhaut

Die Krebserkrankung und die -behandlung können zu trockenen Schleimhäuten führen (z. B. im Scheidenbereich, im Mund-Rachen-Raum, in der Nase, im Magen-Darm-Trakt, an Augen und Gelenken). Denn die Chemo- und Strahlentherapien schädigen die schnellwachsenden und stoffwechselaktiven Schleimhautzellen und führen u. a. zu schmerzenden Gelenken, Entzündungen sowie Schleimhauttrockenheit. Die Antihormontherapie zur Behandlung eines hormonrezeptorpositiven Brustkrebses oder Eierstockkrebses senkt den Östrogenspiegel, was ebenfalls zu trockenen Schleimhäuten führt.

Achtung: Frauen mit hormonrezeptorpositiven Krebsen (Brust- oder Eierstockskrebs) sollten jede Art der Hormontherapie (insbesondere auch Phytohormontherapie) ausschließlich bedarfsangepasst und nur in Absprache und unter Kontrolle ihrer behandelnden Ärzte durchführen!

Therapie

Die Therapie sollte immer mit dem behandelnden Arzt bzw. Frauenarzt abgestimmt werden und erfolgt individuell entsprechend der Ursache.

Schleimhäute befeuchten

- Trockene Scheidenschleimhaut kann mit K-Y-Femilind-Gel befeuchtet werden. Dieses Gel ist hormonfrei und kann insbesondere auch nach erfolgreicher Behandlung von hormonrezeptorpositivem Brust- oder Eierstockskrebs angewendet werden.
- Trockene Augen kann man mit Hylo-Comod- oder Hylo-Care-Augentropfen feucht halten. Sie enthalten Hyaluronsäure, die den Feuchtigkeitsfilm für längere Zeit aufrechterhält.
- Trockene Mundschleimhaut können Sie mit Glandosane Spray oder Saliva Orthana befeuchten. Diese Präparate bilden einen lang anhaltenden Feuchtigkeitsfilm.

So hilft Ihnen die Komplementärmedizin

Equizym MCA

Zur Behandlung von Beschwerden, die durch Schleimhauttrockenheit hervorgerufen werden, sowie Entzündungen im Mund-Rachen-Raum und in der Scheide hat sich die schleimhautstabilisierende Wirkung von Equizym MCA als lindernd erwiesen.

Phytoöstrogene und Isoflavone

Frauen, die an einem hormonrezeptornegativen Krebs leiden bzw. deswegen bereits erfolgreich behandelt wurden, könnten zur Linderung phytoöstrogenhaltige Extrakte aus Rotklee, Traubensilberkerze oder Soja ausprobieren.

Info: www.krebsinformationsdienst.de

Unruhezustände

Innere Unruhe, Nervosität, Ängste oder Anspannung sind zunächst natürliche und verständliche Reaktionen, wenn man sich mit einer Krebserkrankung konfrontiert sieht. Wird nicht gegensteuert, kann ein negativer Kreislauf entstehen, wobei die anhaltenden Unruhezustände Körper und Geist weiter schwächen und zu Abwehrschwäche und depressiver Verstimmung bzw. Depression führen können.

Therapie

Eine medikamentöse Therapie von Unruhezuständen sollte immer fachärztlich angeordnet und überwacht werden.

Marina

Psychoonkologische Therapie half mir gegen die Unruhe

» *Mit dem Ende meiner Brustkrebstherapie, das ich mir sehnlich herbeigewünscht hatte, begann eine innere Unruhe, die mich vollkommen lähmte und im Wesen veränderte. Ich bemerkte, dass ich »innerlich zitterte« und zum Teil keinen klaren Gedanken mehr fassen konnte. Dies blockierte mich insbesondere im Berufsleben und machte mich im privaten Leben zuweilen »ungenießbar«. Verstärkt wurde die Unruhe durch eine zunehmende Ein- und Durchschlafschwierigkeit. Ich befand mich in einem echten Teufelskreis, der mein Leben sehr beeinträchtigte.*

Auf Anraten meines Komplementärmediziners begann ich eine psychoonkologische Therapie, die komplett von meiner gesetzlichen Krankenkasse finanziert wurde. Ich konnte mich in Gesprächsrunden äußerst gut ›öffnen‹ und erlernte Entspannungsübungen, die mein inneres Gleichgewicht wiederhergestellt haben. Ich kann allen Betroffenen nur den Rat geben, bei Unruhezuständen aller Art nach Abschluss von Krebstherapien eine psychoonkologische Betreuung in Anspruch zu nehmen, um das Leben wieder lebenswert zu machen! «

So hilft Ihnen die Komplementärmedizin

Meist gehen Unruhezustände auch mit Schlafstörungen einher und alle Vorschläge, die bei Schlafstörungen (Seite 131) greifen, sind auch bei anhaltender Nervosität und Anspannung hilfreich. Darüber hinaus ist eine psychoonkologische oder psychotherapeutische Begleitung dringend anzuraten. Nutzen Sie Ihre Kräfte, um den Krebs zu bekämpfen und nicht, um Ihre berechtigen Sorgen und Ängste zu unterdrücken. Bitte beachten Sie auch die Hinweise, die bei depressiven Verstimmungen stehen (Seite 62): Die Einnahme von Johanniskraut und die Ausführung von Entspannungsübungen sind auch bei Unruhezuständen zu empfehlen. Auch progressive Muskelentspannung nach Jacobson oder Yoga können Sie dabei unterstützen, zur Ruhe zu kommen.

Untergewicht

Mehr als jeder zweite Krebspatient in Deutschland ist mangelernährt bzw. untergewichtig. Entsprechend Aussagen der Kommission »Ernährung und Krebs« der Deutschen Krebsgesellschaft ist dieser Aspekt bei der Krebsbekämpfung bislang vernachlässigt worden und sollte stärker in das Bewusstsein der Ärzte gerückt werden. In Zukunft sollten angemessene Anstrengungen auf die optimale Versorgung von Krebspatienten mit Nährstoffen gerichtet sein, um ihnen die Kraft zu geben, die sie für die Therapie und den Kampf gegen den Krebs benötigen.

Ungewollter Gewichtsverlust ist oft das erste Symptom einer Krebserkrankung und tritt bei fast allen soliden Krebsen auf, z. B. bei Brust-, Prostata-, Bauchspeicheldrüsen-, Magen- bzw. Darmkrebs. Die Ursachen für den Gewichtsverlust umfassen u. a.: mechanische Aufnahmebehinderung, unzureichende Nährstoffaufnahme, Schmerzen bei der Nahrungsaufnahme, Blutungen bzw. Schleimhautschäden sowie Appetitlosigkeit durch die Krebserkrankung oder deren Therapie.

Gewichtsverlust und damit einhergehende Unterernährung führen insbesondere zum Abbau von Muskelmasse sowie zur Leistungseinschränkung aller körpereigenen Regelkreise, z. B. des Abwehrsystems, des Hormonsystems und des allgemeinem Stoffwechsels. Dies reduziert u. a. das optimale Ansprechen von Krebstherapien (Operation, Chemo-, Strahlentherapie) und geht mit einer messbaren Verschlechterung der Lebensqualität einher. Diesbezüglich ist die krebsbedingte Unter- bzw. Mangelernährung eines der schwersten Symptome der Krebserkrankung, da das körperliche und seelische Wohlbefinden des Patienten erheblich leidet.

Therapie

Eine gezielte ernährungstherapeutische Behandlung ist bei Krebspatienten angezeigt, um eine Mangelernährung mit Untergewicht zu verhindern. Die Nahrung sollte energie- und proteinreich sein und möglichst alle Mikronährstoffe (z. B. Vitamine, Mineralstoffe, Spurenelemente, Ballaststoffe, Aminosäuren, Fettsäuren) enthalten, die den Stoffwechsel ankurbeln. Die Nahrungsaufnahme kann oral (über den Mund), enteral (durch Sonden in den Magen-Darm-Trakt) oder parenteral (als Infusion ins Blut) erfolgen.

So hilft Ihnen die Komplementärmedizin

Dronabinol
Diese Komponente des Hanfs kann entsprechend dem gut erforschten Wirkungsspektrum eingesetzt werden u. a. als brechreizhemmende (antiemetische), angstlösende (anxiolytische), schmerzhemmende (analgetische) und appetit-

anregende Substanz. Die Einnahme von Dronabinol erfolgt ausschließlich auf Anweisung des verordnenden Arztes und muss individuell dosiert werden. Die Wirksamkeit von Dronabinol bei Gewichtsverlust (insbesondere unter bzw. nach Krebsstandardtherapien, als Chemo- und Strahlentherapie) ist in wissenschaftlich fundierten Studien klinisch belegt. Es kann von jedem Arzt auf Betäubungsmittelrezept verordnet werden und wird von privaten Krankenversicherungen erstattet.

Mikronährstoffe

Als Krebspatient benötigen Sie lebensnotwendige Mikronährstoffe (Vitamine und Spurenelemente). Der Bedarf ist auch durch eine gesunde, vollwertige Kost nur schwer zu decken. Dies gilt insbesondere vor und während einer Chemo- oder Strahlentherapie, da der Mikronährstoffbedarf in diesen Behandlungsphasen wegen der Nebenwirkungen der Behandlung stark erhöht ist. Dazu gehören insbesondere Appetitlosigkeit, Übelkeit, Erbrechen, Durchfall und Schwitzen. Liegt ein Mangel an Vitaminen und Spurenelementen vor, sind die tumorzerstörenden Therapien (Operation, Chemo- und Strahlentherapie) weniger wirksam und werden schlechter vertragen. Wenn die ausreichende Aufnahme von Obst, Gemüse und Getreide nicht möglich ist (z.B. bei Schleimhautdefekten durch Chemo- oder Strahlentherapie oder bei Allergien), sollten Sie zusätzlich bilanzierte Vitamin- und Spurenelemente einnehmen.

Ernährungsberatung

Nutzen Sie die für Krebspatienten angebotenen Ernährungsprogramme bzw. eine Ernährungsberatung, um mit einer entsprechend geschulten Diätassistentin Ihren individuellen Kalorien- und Nährstoffbedarf zu ermitteln und Strategien zu entwickeln, wie Sie diesen decken können. Eine Ernährungsberatung ist bei Mangelernährung von Krebspatienten eine Kassenleistung.

Körperliche und kreative Aktivität

Die Anleitung zu körperlicher und kreativer Aktivität kann dazu beitragen, den Symptomenkomplex der Gewichtsabnahme zu beeinflussen.

Psychoonkologische Begleitung

Als komplementärmedizinische Therapieoptimierung bei Mangelernährung mit Untergewicht bieten sich diverse psychoonkologische Maßnahmen an, z.B. Entspannungsübungen und Körperpsychotherapien. Auch die psychoonkologische Betreuung ist eine Kassenleistung.

Info:

- Bundeszentrale für gesundheitliche Aufklärung: www.gutdrauf.net
- www.ernaehrung.de/tipps/unter gewicht/

Venenentzündung

Unter einer Venenentzündung (Phlebitis bzw. Thrombophlebitis) versteht man eine entzündliche Veränderung der Venenwand, die nicht infektiös bedingt ist, das heißt keine bakterielle oder virale Besiedlung aufweist. In über 90% aller Fälle sind oberflächliche Bein- und Beckenvenen betroffen, meist im Gefolge von Krampfadern (Seite 97). Sie gehen einher mit örtlich begrenzten Entzündungszeichen wie u.a. Rötung, Schwellung, Überwärmung und Druckschmerz. Tiefe Venenentzündungen bzw. Venenthrombosen sind äußerlich meist nicht erkennbar. Ursachen von Venenentzündungen sind überwiegend Krampfadern, aber auch Verletzungen (z.B. Prellungen, Stiche), Allergien, Autoimmunerkrankungen sowie Entzündungsherde im Körper (z.B. vereiterte Mandeln, Nebenhöhlenentzündung).

Vorsicht!

Venenentzündungen (insbesondere Entzündungen der tiefen Bein- und Beckenvenen) neigen zur Blutgerinnselbildung (siehe Thrombose, Seite 143). Blutgerinnsel oder Teile davon können sich lösen und zu lebensgefährlichen Gefäßverschlüssen (Embolien) in anderen Organen führen. Daher sollten Venenentzündungen oder Venenthrombosen immer fachärztlich betreut werden, um Komplikationen zu vermeiden.

Bei Krebspatienten kommen Venenentzündungen nach Verabreichung von Chemotherapien (z.B. Vinorelbin, Epirubicin, Cyclophosphamid, Taxanen) vor, insbesondere dann, wenn die Infusion schnell erfolgt bzw. wenn die Zytostatika in nicht ausreichenden Flüssigkeitsmengen (Kochsalz- oder physiologische Pufferlösung) gelöst waren oder nicht ausreichend mit Kochsalzlösung nachgespült wurde.

Therapie

Oberflächliche Venenentzündungen werden in der Regel mit elastischen Kompressionsverbänden, Heparinsalbe (z.B. Heparin-ratiopharm, Exhirud, Hepathrombin) und Mobilisation (Anleitung zur Bewegung) behandelt. Bei Bedarf werden entzündungshemmende Medikamente (z.B. Diclofenac, Indometacin) zur lokalen Anwendung (Salbe, Gel) oder in Tablettenform verordnet.

Kühlen Sie die betroffene Region

Kühlen Sie die betroffene Region mehrmals täglich ca. 30 Minuten mit kaltem Quark oder mit einem der anderen folgenden Verfahren. Der Kältereiz führt zur Verengung der Blutgefäße und reduziert Schmerzen und Entzündung:

- Wenden Sie kaltes Wasser oder ein mit kaltem Wasser getränktes Tuch an.

- Geben Sie Heilerde in Wasser und streichen Sie die Paste auf die betroffene Region, dann mit einem Tuch abdecken.
- Sie können die Heilerde auch mit Essigwasser anrühren und diese Paste auftragen.
- Kühlung mit Arnika-Wasser: Geben Sie 1 Teelöffel Arnikatinktur in 1 Liter kaltes Wasser, tauchen Sie ein Tuch ein und legen Sie dies auf die zu kühlende Region.

So hilft Ihnen die Komplementärmedizin

Natriumselenit

Nehmen Sie in Absprache mit Ihrem Arzt Natriumselenit ein. Die antioxidative Wirkung von Selen hemmt die Entstehung von Venenentzündungen und fördert deren Heilung. Dies konnte in einer Studie gezeigt werden, in deren Verlauf Häufigkeit und Schweregrad von Venenentzündungen (verursacht durch das Chemotherapeutikum Vinorelbin) deutlich reduziert wurden.

Info: Deutsche Gesellschaft für Phlebologie: www.phlebology.de

Verbrennung der Haut (Strahlendermatitis)

Als eine Nebenwirkung von Strahlentherapien kann es in Abhängigkeit von Strahlenart und -dosis, Größe des Bestrahlungsfeldes, Hauttyp zu Reizungen oder sogar zu Verbrennungen an Haut und Schleimhäuten (= Strahlendermatitis) kommen. Ursächlich für die Entstehung der Strahlendermatitis ist die inaktivierende/abtötende Wirkung von ionisierenden Strahlen (Strahlentherapie) auf schnell wachsende Zellen (u. a. Krebszellen, aber auch Haut- und Schleimhautzellen). Die Symptome einer Strahlendermatitis können einem leichten Sonnenbrand ähnlich sein (Rötung), mit stärkerer Rötung, Schwellung, Blasenbildung und nässender Haut einhergehen oder zu Geschwüren (Strahlenulkus) bzw. zum Gewebeuntergang (mit Haarausfall, Funktionsverlust von Schweiß- und Talgdrüsen) führen. Als Folgeerscheinung kann sich die Pigmentierung (= Färbung) der Haut des Bestrahlungsfeldes ändern (heller oder dunkler) oder die Haut atrophisch werden (= dünner, empfindlicher bzw. anfälliger für Entzündungen und Verletzungen). Schwere Nebenwirkungen einer Strahlentherapie sind allerdings heutzutage sehr selten geworden.

Achtung: Eine Strahlendermatitis tritt meist während oder kurz nach der Strahlentherapie auf. Bei allen Beschwerden sollten Sie Ihren betreuenden Arzt informieren, um eventuelle Therapiemaßnahmen rechtzeitig einzuleiten!

Therapie

Entsprechend den Empfehlungen von Leitlinien sind Therapien abhängig von Lokalisation, Umfang und Schweregrad der Strahlendermatitis und umfassen u. a. Gele und Lotionen zur unspezifischen Anwendung. Sie enthalten als Wirksubstanzen u. a. D-Dexpanthenol, antioxidative Vitamine oder auch Wachstumsfaktoren für Zellen, die die Wundheilung beschleunigen sollen.

Achtung: Metalle wie Zink oder Silber (als Creme, Gel oder Pulver) sollten während einer Radiotherapie nicht lokal angewendet werden, da sie die Strahlendosis beeinflussen könnten.

Nach Beendigung der Strahlentherapie können entzündungshemmende silberhaltige Dressings und Wundkompressen geeignet sein. Lokal verabreichte Kortisonpräparate hingegen sind in der Regel nicht angezeigt, da sie den Verlauf der Strahlendermatitis nicht wesentlich beeinflussen. Wundverbände schützen die geschädigten Hautareale. Antibiotika sind selten angezeigt.

So hilft Ihnen die Komplementärmedizin

Achtung: Sprechen Sie jede komplementärmedizinische Anwendung mit Ihrem betreuenden Strahlentherapeuten ab! Die unterschiedlichen Erscheinungsformen und Verläufe der Strahlendermatitis erfordern individuelle und fachkompetente Therapieempfehlungen!

Allgemeine Maßnahmen umfassen u.a. angemessene Hautpflege und Hautreinigung, Bekleidung und körperliche Aktivitäten.

Wundsalben mit Ringelblume

Wundsalben, die *Calendula officinalis* (Ringelblume) enthalten (z.B. Calendula Wundsalbe, erhältlich in Apotheken) wirken entzündungshemmend und unterstützen die Neubildung von Hautzellen. Bei Bedarf mehrmals täglich auf die betroffenen Hautstellen auftragen.

Verstopfung

Von Verstopfung spricht man bei weniger als drei Stuhlentleerungen pro Woche. Da der Nahrungsbrei zu lange im Darm verbleibt, wird zu viel Wasser entzogen und der Stuhl wird zu hart. Dies erschwert die Darmentleerung und kann Beschwerden verursachen, z. B. Völle- oder Druckgefühl im Bauch, Bauchschmerzen, Blähungen, plötzliche Durchfälle mit Bauchkrämpfen sowie Analfissuren. Krebserkrankungen des Bauch- und Beckenraums (z. B. Magen-, Darm-, Eierstock-, Prostata-, Bauchspeicheldrüsenkrebs) können durch Behinderung der Darmpassage bzw. durch Funktionsverlust von Organen (z. B. fehlende Sekretion von Enzymen, Gallenflüssigkeit) und Nerven zu Verstopfung führen. Auch die modernen Behandlungsstrategien, insbesondere Chemo-, antihormonelle und Schmerztherapien, gehen häufig mit Verstopfung einher. Dies hat seine Gründe u. a.

- in der zellwachstums- und nervenhemmenden Aktivität der Zytostatika,
- in der reduzierten Flüssigkeitssekretion der Schleimhäute (durch Zytostatika und antihormonelle Therapien) sowie
- in der Hemmung der Darmtätigkeit (durch Opioide und andere Schmerzmittel).

Therapie

Vor Einleiten einer symptomatischen Therapie sollten immer behandlungsbedürftige Grunderkrankungen ausgeschlossen werden. Abführmittel, also Arzneimittel zur Beschleunigung der Stuhlentleerung (z. B. Agiolax, Bekunis, Bifiteral, Dulcolax), können bei Bedarf unter ärztlicher Kontrolle eingenommen werden. Die Einnahme von Abführmitteln ist nur über einen beschränkten Zeitraum angezeigt und sollte eine Dauer von zwei Wochen nicht überschreiten. Abführmittel sollten längerfristig nur auf ärztlichen Rat hin eingenommen werden. Auch pflanzliche Wirkstoffe können bei langfristiger Einnahme mit Nebenwirkungen einhergehen, z. B. schnellerer und vermehrter Ausscheidung lebenswichtiger Vitamine, Spurenelemente und Mineralien. Mangelerscheinungen und Flüssigkeitsverlust können die Folgen sein.

So hilft Ihnen die Komplementärmedizin

Ernährungsumstellung

Wenn Sie häufig unter Verstopfung leiden, sollten Sie Ihre Ernährung langsam umstellen und den Anteil faser- und ballaststoffreicher Kost (Obst, Gemüse und Getreide) erhöhen. Bitte bedenken Sie dabei, dass der Darm Zeit braucht, um sich an die Kostumstellung zu gewöhnen; wenn Sie von heute auf morgen große Mengen Rohkost verzehren, werden Sie vermutlich heftige Darmkoliken und Durchfall heraufbeschwören. In gekochter oder gedünsteter Form sind Gemüse und Getreideprodukte wesentlich verträglicher und leichter verdaulich. Wenn die Darmschleimhaut durch die Chemotherapie sowieso gerade angeschlagen ist, sollten Sie besonders vorsichtig vorgehen.

Achtung: Abführmittel können die Wirkung anderer Medikamente beeinflussen. So kann beispielsweise die Wirkung von Verhütungsmitteln (Antibabypille), Herzmedikamenten, Antibiotika, harntreibenden Arzneien und Kortisonpräparaten gestört, aufgehoben oder auch verstärkt werden.

Bewegung

Regelmäßige körperliche Aktivität fördert die natürliche Darmbewegung, optimal ist Ausdauersport wie Gehen, Walken, Joggen, Laufen und Schwimmen.

Brottrunk

Dieses bei diversen Beschwerden empfohlene Getränk enthält neben Vitaminen und Spurenelementen auch aktive Fermente (Enzyme). Durch die Enzymaktivität kann harter Stuhl aufgeweicht werden, was Verstopfungen lindert.

Natürliche Abführmittel

- Sie können auch Lebensmittel in Ihren Speiseplan aufnehmen, die als natürliche Abführmittel wirken, z. B. Sauerkraut, Trockenpflaumen, Rhabarber und Rote Bete. Trinken Sie ausreichend, also mindestens 2–3 Liter pro Tag.
- Pflanzliche Quellstoffe, z. B. Leinsamen oder Weizenkleie, erhöhen das Stuhlvolumen und regen so die natürliche Darmbewegung an. Um aufquellen zu können, benötigen diese Stoffe eine ausreichende Flüssigkeitsmenge.
- Wasserbindende Substanzen, z. B. Milchzucker, Lactulose oder Glaubersalz, können als milde, nebenwirkungsfreie Abführmittel dienen.
- Glycerinzäpfchen bilden bei Anwendung eine Beschichtung auf der Analschleimhaut, die die Stuhlausscheidung erleichtert.

Probiotika

Zur Stabilisierung bzw. zum Wiederaufbau der Darmflora, also der ortsansässigen Bakterien, die für die Funktion des Darmes und der Schleimhaut notwendig sind, haben sich Probiotika als sinnvoll erwiesen, die in Joghurt und Sauermilchprodukten bzw. entsprechenden Arzneimitteln (z. B. Symbiolact, Symbioflor, Mutaflor, Omniflor) enthalten sind.

Darmspülung

Darmspülungen mit reinem Wasser (z. B. Klistier, Irrigator) sind eine altbewährte und nebenwirkungsfreie Alternative zu Abführmitteln und führen zu einer sofortigen Entleerung des Enddarmes.

Verhaltenstherapie

Bei lang anhaltender Verstopfung und einem ungesunden Lebensstil könnte auch eine Verhaltenstherapie sinnvoll sein, die Ihnen dabei hilft, den Lebensrhythmus zu normalisieren und dadurch wieder eine regelmäßige Stuhlentleerung zu erreichen.

Warzen

Warzen sind gutartige, scharf begrenzte Hautwucherungen, die durch Viren (Humane Papilloma-Viren, HPV) hervorgerufen werden. Sie sind auf der ganzen Welt bekannt, betreffen meist Kinder oder Jugendliche und sind in der Regel harmlos. Gewöhnliche Warzen *(Veruccae vulgares)* entwickeln sich innerhalb von Wochen bis Monaten an der Stelle, an der die HP-Viren in die Haut eingedrungen sind, meist an Händen und Füßen.

Genitalwarzen, auch Feigwarzen oder Kondylome genannt, werden ebenfalls durch HPV hervorgerufen, gehören aber nicht zu den gewöhnlichen Warzen.

Sie sind äußerst ansteckend und werden durch Geschlechtsverkehr übertragen. Alterswarzen, auch senile Warzen genannt *(Verrucae seborrhoica)*, entstehen überwiegend ab dem 50. Lebensjahr als rundliche oder ovale, hellbraune bis schwarzbraune linsengroße gutartige Hautwucherung.

Da Warzen durch HP-Viren hervorgerufen werden, scheint die wichtigste Ursache für ihre Entstehung eine Abwehrschwäche zu sein. Abwehrschwächen können in allen Lebenslagen spontan auftreten (z. B. in Stresssituationen) oder auch durch Erkrankungen oder deren Behandlung (z. B. unter Chemo-, Strahlen-, Antibiotika-, Kortisontherapien) hervorgerufen werden.

Therapie

Gewöhnliche Warzen und Alterswarzen können sich nach Wochen bis Monaten spontan zurückbilden, wenn die HP-Viren vom körpereigenen Abwehrsystem abgetötet wurden. Warzen können chirurgisch entfernt werden, z. B. durch Ausschaben mit einem scharfen Löffel, durch Elektrokoagulation, durch Laserbehandlung oder durch Vereisung (Kryotherapie). Zytostatika, die als Pulver lokal auf die Warzen (in der Regel Feigwarzen) aufgetragen werden, oder abwehrsteigernde Maßnahmen (siehe Abwehrschwäche, Seite 16) sind weitere therapeutische Möglichkeiten.

So hilft Ihnen die Komplementärmedizin

Höllenstein

Silbernitrat (Höllenstein) ist eine chemische Substanz (Salz der Salpetersäure) und als »Höllenstein-Ätzstift« zu kaufen. Sie wird lokal aufgetragen, verätzt die Warzen und tötet Viren und Bakterien ab. Höllenstein sollte nicht mit gesunder Haut in Berührung kommen, da diese ebenfalls verätzt wird. Wo Höllenstein aufgetragen wurde, entstehen vorübergehend schwarze oder braune Male. Daher sollten Anwendungen nicht im Gesicht und an den Händen erfolgen.

Schöllkraut

Tragen Sie den Schöllkrautsaft mehrmals täglich auf die Warzen auf. Schöllkraut ist ein heimisches Gewächs; der gelbe Saft kann durch Knicken des Stängels gewonnen werden oder ist als Schöllkrauttinktur zu kaufen.

Thuja

Warzen, die durch HP-Viren verursacht sind (insbesondere gewöhnliche Warzen und Genitalwarzen), können durch Thuja comp. MT-Tropfen (zweimal 10 Tropfen pro Tag; orale Einnahme mit Wasser; ca. 3–4 Wochen) komplementärmedizinisch behandelt werden. Die Wirkung von *Thuja occidentalis* (Lebensbaum) beruht auf dessen antiviralem und immunaktivierendem Effekt.

Propolis

Dies ist ein von Honigbienen gesammeltes und verarbeitetes »natürliches Antibiotikum«, das auch Bienenharz oder Kittharz genannt wird. Es ist als 10%ige Propolislösung erhältlich. Es sollte mehrmals täglich auf die Warzen aufgetragen werden, wirkt entzündungshemmend und tötet Viren und Bakterien ab.

Zink und Selen

Zink- und Selenmangel können die körpereigene Abwehrbereitschaft schwächen und bedürfen der gezielten Ernährung oder der Substitution als Nahrungsergänzung. In Anlehnung an deutsche und internationale Fachgesellschaften gelten als empfehlenswerte Dosierungen pro Tag: Zink 10–20 mg und Selen 50–100 µg.

Zahnfleischentzündung

Veränderungen am Zahnhalteapparat (Parodont) bezeichnet man medizinisch entweder als

- Parodontitis (durch Bakterien ausgelöste Entzündung des Zahnhalteapparates mit Rötung, Schwellung und Blutung) oder als
- Parodontose (nicht entzündlicher Schwund des Parodont).

Achtung: Verfahren mit zweifelhaftem Unbedenklichkeits- bzw. Wirksamkeitsnachweis sind u. a. Homöopathie (z. B. Calcium carbonicum, Calcium fluoratum, Calcium phosphoricum), Akupunktur sowie orthomolekulare Therapie mit hochdosierten Vitamin- und/oder Spurenelement-Einzelsubstanzen oder -gemischen, inklusive Vitamin C.

Im Gefolge von Krebserkrankungen im Kopf-Hals-Raum, insbesondere aber unter Krebstherapien (z. B. Chemo-, Strahlen-, Antihormontherapie) können Zahnfleischentzündungen oder -schwund auftreten. Strahlentherapien, die den Mund-Rachen-Raum im Strahlenfeld haben (z. B. bei Krebserkrankungen des Hals-Nasen-Ohrenbereichs oder des Kiefers, Gehirntumoren, Lymphomen) können das Zahnfleisch und den Zahnhalteapparat direkt schädigen, da sie zellwachstumshemmend wirken.

Dies betrifft insbesondere die schnell wachsenden Zellen der Schleimhaut, der körpereigenen Abwehr und des Bindegewebes. Die Folge sind u. a. Rückgang von Zahnfleisch und Zahnhaltestrukturen, Entzündungen, Mundtrockenheit sowie Geschmacksbeeinträchtigungen. Auch Chemo- und Antihormontherapien beeinträchtigen Wachstum und Funktion von Schleimhaut, Immunsystem und Bindegewebe und gehen mit ähnlichen Nebenwirkungen einher wie die Strahlentherapie.

Therapie

Wenn Parodontitis oder Parodontose auf eine bestimmte Grunderkrankung zurückzuführen sind, muss diese diagnostiziert und behandelt werden.

Professionelle Zahnreinigung

Eine regelmäßige professionelle Zahnreinigung zur Entfernung der bakteriellen Ablagerungen wird dringend angeraten. Dabei werden Zahnoberflächen und Zahnfleischtaschen mittels spezieller Instrumente gesäubert und geglättet. Politur und Fluoridierung erfolgen zur Vorbeugung von Schäden und zur Härtung der Zahnsubstanz. Diese professionelle Zahnreinigung kann auch durch Lasertherapie erfolgen.

So hilft Ihnen die Komplementärmedizin

Zahnpflege und zahngesunde Ernährung sind das A und O zur Vorbeugung von Erkrankungen des Zahnhalteapparates (siehe Karies, Seite 94) und auch die Basis für eine erfolgreiche Behandlung.

Speziell zur Behandlung der Parodontitis, die ja durch Bakterien ausgelöst wird, sind folgende Maßnahmen sinnvoll:

- Eine Stabilisierung der körpereigenen Abwehrkräfte, insbesondere des in der Schleimhaut ansässigen Abwehrsystems (z.B. durch Probiotika, Brottrunk, Kolostrum-Extrakt) könnte hilfreich sein (siehe Abwehrschwäche, Seite 16).
- Zur Bekämpfung von parodontitisauslösenden Bakterien im Mund können Mundspülungen mit Chlorhexidin oder Wasserstoffdioxid hilfreich sein.
- In schweren Fällen kann eine Antibiotikumtherapie (lokal in die Zahnfleischtasche oder als Allgemeinbehandlung in Tablettenform) angezeigt sein.

Info:

- www.parodontosehilfe.de
- www.parodontologie-berater.de

Hilfreiche Adressen

Deutsche Krebshilfe e. V.
Buschstr. 32, 53113 Bonn
Tel.: 02 28/72 99 00; Fax:
02 28/7 29 90 11
E-Mail: deutsche@krebshilfe.de
www.krebshilfe.de

Krebsinformationsdienst (KID) Deutsches Krebsforschungszentrum
Im Neunheimer Feld 280,
69120 Heidelberg
Tel.: 08 00/4 20 30 40
(täglich 8.00 bis 20.00 Uhr besetzt; bei Anruf aus dem Festnetz kostenlos)
Aus den deutschen Mobilfunknetzen ist der Krebsinformationsdienst derzeit noch unter Tel.: 0 62 21/41 01 21 erreichbar.
E-Mail:
krebsinformation@dkfz.de
www.krebsinformationsdienst.de

Institut zur wissenschaftlichen Evaluation naturheilkundlicher Verfahren an der Universität zu Köln
Joseph-Stelzmann-Straße 9,
50931 Köln
Tel.: 02 21/478 64 14; Fax:
02 21/478 70 17
www.iwenv.de

Überregionales Tumorzentrum am Universitätsklinikum Jena
Geschäftsstelle des Tumorzentrums
Bachstraße 18, 07740 Jena
Tel.: 0 36 41/93 31 14; Fax:
0 36 41/93 38 40
E-Mail: Tumorzentrum@med.uni-jena.de
www.tz.uniklinikum-jena.de

Deutsche Krebsgesellschaft e.V.
TiergartenTower
Straße des 17. Juni 106–108,
10623 Berlin
Tel.: 0 30/3 22 93 29 00
Fax: 0 30/3 22 93 29 66
E-Mail:
service@krebsgesellschaft.de
www.deutsche-krebsgesellschaft.de

Krebsberatung und Kontaktstelle für Selbsthilfegruppen nach Krebs
Wendlingweg 2, 52074 Aachen
Tel.: 02 41/47 48 80; Fax:
02 41/4 74 88 20
E-Mail:
info@krebsberatungsstelle.de
www.krebsberatungsstelle.de

Literatur

Hier finden Sie Veröffentlichungen zu wirksamkeitsgeprüften komplementärmedizinischen Verfahren, die im Buch vorgestellt worden sind.

Bücher zum Weiterlesen

Beuth J: **Krebs ganzheitlich behandeln.** 4. Aufl. TRIAS Verlag; 2014

Beuth J, Drebing V.: **Selen gegen Krebs.** Unterstützung in der Tumorprävention und -therapie. TRIAS Verlag; 2006

Emons D, Beuth J, Rösing B: **Brustkrebs – Überlebenshilfe für junge Frauen.** TRIAS Verlag; 2008

Fachliteratur

Abwehrschwäche

Eberraute-Tee:

Randerath O et al: Immunmodulation mit *Herba abrotani*-Tee und *Propionibacterium avidum* KP-40 bei professionellen Eishockeyspielern. Biol. Med. 26:105–109, 1997.

Kolostrum-Extrakt:

Rona Z: Clinical applications: Bovine colostrum as immune system stimulator. Am. J. Nat. Med. 5:19–23, 1998.

Buckley JD et al.: Bovine colostrum supplementation during endurance running training improves recovery but not performance. J. Sci. Sport 5:65–72, 2002.

Probiotika:

Ezendan J et al.: Probiotics: Immunomodulation and evaluation of safety and efficacy. Nutr. Rev. 64:1–14, 2008.

Zink und Selen:

Keen CL: Zinc deficiency and immune function. Ann. Rev. Nutr. 10:415–431, 1990.

Rayman MP: Selenium in cancer prevention: A review of the evidence and mechanism of action. Proc. Nutr. Soc. 64:527–542,2005.

Mücke R et al.: Komplementärer Seleneinsatz in der Onkologie. Onkologe 16:181–186, 2010.

Misteltherapie:

Kienle G et al.: Die Mistel in der Onkologie. Schattauer Verlag Stuttgart, 2003.

Gemeinsamer Bundesausschuss: Verordnung von Arzneimitteln. Bundesanzeiger 155:11, 2004.

Allergie

Kolostrum-Extrakt:

Mikulska JE et al.: A proline rich polypeptide complex (PRP) from bovine colostrums. Immunopharm. Immunotox. 25:645–654, 2003.

Eberraute-Tee:

Remberg P et al.: Characteristics, clinical effect, profile and tolerability of a nasal spray preparation of *Artemisia abrotanum* L. for allergic rhinitis. Phytomedicine 11:36–42, 2004.

Appetitlosigkeit

Dronabinol:

Tramer MR et al.: Canabinoids for control of chemotherapy-induced nausea and vomiting. Brit. Med. J. 323:16–21, 2001.

Arthrose

Akupunktur:

Mannheimer E et al.: Meta analysis: Acupuncture for low back pain. Ann. Intern. Med. 142:651–663, 2005.

Goldman N et al.: Adenosin A-1 Rezeptoren vermitteln lokale anti-nozeptiven Effekt der Akupunktur. Nature Neuroscience 13:883–888, 2010.

Equizym MCA/Chemotherapie:

Beuth J: Evidence-based complementary oncology. Anticancer Res. 30:1767–1771, 2010.

Equizym MCA/Antihormontherapie:

Uhlenbruck G et al.: Reduced side effects of adjuvant hormone therapy in breast cancer patients by complementary medicine. In Vivo. 24:799–802, 2010.

Beuth J et al.: Complementary medicine on side-effects of adjuvant hormone therapy in patients with breast cancer. In Vivo 27:869–871, 2013.

Beuth J: Komplementärmedizinische Behandlung von Nebenwirkungen der Krebs-Standardtherapien. Thieme Praxis Report 6/2016.

Beuth J et al.: Complementary medicine down-regulates side-effects of hormone therapy in prostate cancer patients. In Vivo 28:979–982, 2014.

Blasenentzündung

Preiselbeersaft:

Jepson RG et al.: A systematic review of the evidence for cranberry and blueberry in UTI prevention. Mol. Nutr. And Food Res. 51:738–745, 2007.

Impfung:

Wagenlehner F et al.: Treatment of bacterial urinary tract infections: Presence and future. Europ. Urology 49:235–244, 2009.

Bronchitis

Pflanzen-Extrakte:

Timmer A et al.: *Pelargonium sidoides* extract for acute respiratory tract infection. The Cochrane Library 2008, Issue 3. www.cochranelibrary.com.

Darmentzündung (chronische)

Weihrauch-Extrakte:

Madisch A et al.: *Boswellia serrata* extract for the treatment of collagenous colitis. A double-blind, randomized, placebo-controlled, multicenter trial. Int. J. Colorectal Dis. 12:1445–1451, 2007.

Depressive Verstimmung

Johanniskraut-Extrakt:

Linde K: *St. John's wort* for depression. Meta-analysis of randomized controlled trials. Br. J. Psych. 186:99–107, 2005.

Erbrechen und Übelkeit

Ingwertee:

Kim K et al.: Major clinical research advances in gynaecologic cancer. J. Gynecol. Oncol. 20:203–209, 2009.

Equizym MCA:

Beuth J: Evidence-based complementary oncology. Anticancer Res. 30:1767–1771, 2010.

Artischocken-Extrakt:

Speroni E et al.: Efficacy of different *Cynara scolymus* preparations on liver complaints. J. Ethnopharmacol. 86:203–211, 2003.

Mariendistel-Extrakt:

Wellington K et al.: Silymarin: A review of its clinical properties in the management of hepatic disorders. Bio Drugs 15:465–489, 2001.

Erektionsstörung, Impotenz

Beckenbodentraining:

van Kampen M et al.: Treatment of erectile dysfunction by perineal exercise, electromyographic biofeedback and electrical stimulation. Phys. Ther. 83:536–543, 2003.

Dorey G et al.: Pelvic floor exercise for erectile dysfunction. Br. J. Urol. 96:595–597, 2005.

Hand-Fuß-Syndrom

Hanföl:

Koula-Jenik H et al.: Anwendungsbeobachtung zum präventiven Potential von Hanföl beim Capecitabin-induzierten Hand-Fuß-Syndrom. Deutsche Zeitschrift für Onkologie 42: 80–84, 2010.

Hitzewallungen

Salbei-Extrakt:

Jud SM et al.: Supportive Maßnahmen bei onkologischen Therapien. Frauenheilkunde 3:333–363, 2009.

Husten

Efeu-Extrakt:

Schulz V et al.: Rationale Phytotherapie. Springer Verlag 227–228, 2004.

Inkontinenz

Beckenbodentraining:

Hunter KF et al.: Conservative management of postprostatectomy incontinence. Cochrane Database Syst. Rev. 2, 2004.

Bögermann C et al.: Therapie der Belastungsinkontinenz beim Mann. Dt. Ärzteblatt 107:484–491, 2010.

Konzentrationsschwäche

Ginkgo-Extrakt:

Getz HJ et al.: Review about *Ginkgo biloba* spezial extract EGB 761 (Ginkgo). Curr. Pharmacol. Design 10:261–264, 2004.

Weinmann S et al.: Effects of *Ginkgo biloba* in dementia: systematic review and meta-analysis. BMC Geriatrics 10:14–25, 2010.

Krampfadern

Rosskastanie:

Suter A: Treatment of patients with venous insufficiency with fresh plant *Horse chestnut* seed extract. A review of 5 clinical studies. Adv. In. Ther. 23:179–190, 2008.

Leberbeschwerden

Mariendistel-Extrakt:

Wellington K et al.: Silymarin: A review of its clinical properties in the management of hepatic disorders. Bio Drugs 15:465–489, 2001.

Artischocken-Extrakt:

Speroni E et al.: Efficacy of different *Cynara scolymus* preparations on liver complaints. J. Ethnopharmacol. 86:203–211, 2003.

Hass HG et al.: Detection of subclinical and overt hepatic encephalopathy and treatment control after L-Ornithine-L-Aspartate medication. Z. Gatroenterol. 43:373–378, 2005.

Lymphödem

Muskeltraining:

Schmitz KH et al.: Weight lifting in women with breast cancer related lymphedema. NEJM 361:664–673, 2009.

Natriumselenit:
Bruns F et al.: Selenium in the treatment of head and neck lymphedema. Med. Print. Pract. 13:185–190, 2004.

Kasseroller R et al.: Treatment of secondary lymphedema of the arm with physical decongestion therapy and sodium selenite. Am. J. Therapeutics 7:273–279, 2000.

Mastopathie
Mönchspfeffer:
Gorkow C et al.: Zur Wirksamkeit von *Vitex agnus* castus Präparaten. Wiener Med. Wschrft 152:364–372, 2000.

Missempfindungen
Vitamin E:
Pace E et al.: Vitamine E neuroprotection for cisplatin neuropathia. A randomized controlled trial. Neurology 74:762–766, 2010.

Argyriou AA et al.: Preventing paclitaxel-induced peripheral neuropathy. A phase II trial of vitamine E supplementation. J. Pain Symptom Management 32:237–244, 2006.

Vitamin-B-Komplex-Präparate:
Holzhauer P: Komplementärmedizinisches Nebenwirkungsmanagement. Deutsche Zeitschrift für Onkologie 37:35–38, 2005.

Müdigkeitssyndrom
Kolostrum-Extrakt:
Buckley JD et al.: Bovine colostrum supplementation during endurance running training improves recovery but not performance. J. Sci. Sport 5:65–72, 2002.

Muskelkrampf
Magnesium:
Swaminathan R: Magnesium metabolism and its disorders. Clin. Biochem. Rev. 24:47–66, 2003.

Narben
Contratubex Gel:
Beuth J et al.: Safety and efficacy of local administration of contractubex to hypertrophic scars in comparison to corticosteroid treatment. In Vivo 20:277–283, 2006.

Nebenhöhlenentzündung
Bromelain:
Braun JM et al.: Therapeutic use, efficiency and safety of the proteolytic pineapple enzyme Bromelain-POS in children. In Vivo 19:417–421, 2005.

Neurodermitis
Crememixtur:
Stücker M et al.: Vitamin B-12 cream containing avocado oil in the therapy of plaque psoriasis. Pharmacology and Treatment 203:141–147, 2001.

Ödem
Weihrauch-Extrakte:
Kirste S: Antiödematöse Wirkung von *Boswellia serrata* auf das Strahlentherapie-assoziierte Hirnödem. Inaugural-Dissertation Universität Freiburg, 2009.

Schwitzen
Salbei-Extrakt:
Jud SM et al.: Supportive Maßnahmen bei onkologischen Therapien. Frauenheilkunde 3: 333–363, 2009.

Trockene Schleimhaut
Equizym MCA:
Beuth J: Evidence-based complementary oncology. Anticancer Res. 30:1767–1771, 2010.

Uhlenbruck G et al.: Reduced side effects of adjuvant hormone therapy in breast cancer patients by complementary medicine. In Vivo 2010. 24:799–802, 2010.

Beuth J et al.: Complementary medicine on side-effects of adjuvant hormone therapy in patients with breast cancer. In Vivo 27:869–871, 2013.

Beuth J: Komplementärmedizinische Behandlung von Nebenwirkungen und Begleitbeschwerden der Krebs-Standardtherapien. Thieme Praxis Report 3/2014.

Beuth J et al.: Complementary medicine down-regulates side-effects of hormone therapy in prostate cancer patients. In Vivo 28:979–982, 2014.

Untergewicht
Dronabiol:
Tramer MR et al.: Canabinoids for control of chemotherapy-induced nausea and vomiting. Brit. Med. J. 323:16–21, 2001.

Schleimhautentzündung
Elektrolytlösung:
Papas A et al.: A prospective randomized trial fort he prevention of mucositis in patients undergoing hematopoetic stem cell transplantation. Bone Marrow Transplant 8:705–712, 2003

Venenentzündung
Natriumselenit:
Holzhauer P: Einfluss von Natriumselenit auf die durch Vinorelbin induzierte lokale Phlebitis. Zsw für Orthomol. Med. 7:16–18, 2009.

Stichwortverzeichnis

Liebe Leserin, lieber Leser,

hat Ihnen dieses Buch weitergeholfen? Für Anregungen, Kritik, aber auch für Lob sind wir offen. So können wir in Zukunft noch besser auf Ihre Wünsche eingehen. Schreiben Sie uns, denn Ihre Meinung zählt!

Ihr TRIAS Verlag

E-Mail-Leserservice
kundenservice@trias-verlag.de

Lektorat TRIAS Verlag
Postfach 30 05 04
70445 Stuttgart
Fax: 0711 89 31-748

Bibliografische Information der Deutschen Nationalbibliothek
Die Deutsche Nationalbibliothek verzeichnet diese Publikation in der Deutschen Nationalbibliografie; detaillierte bibliografische Daten sind im Internet über http://dnb.d-nb.de abrufbar.

Programmplanung: Simone Claß
Redaktion: Elisabeth Blasum, Tübingen
Bildredaktion: Nadja Griesbrecht

Umschlaggestaltung und Layout:
CYCLUS Visuelle Kommunikation, Stuttgart

Bildnachweis:
Umschlagfoto: F1 online
Fotos im Innenteil: Medioimages
Zeichnungen: Christine Lackner, Ittlingen

1. und 2. Auflage 2009, 2011 TRIAS Verlag in MVS Medizinverlage Stuttgart GmbH & Co. KG

3., überarbeitete Auflage

Printed in Germany

Satz und Repro: Fotosatz Buck, Kumhausen
Gesetzt in Adobe InDesign CS6
Druck: AZ Druck und Datentechnik GmbH, Kempten

Gedruckt auf chlorfrei gebleichtem Papier

ISBN 978-3-432-10027-2

Auch erhältlich als E-Book:
eISBN (PDF) 978-3-432-10026-5
eISBN (ePub) 978-3-432-10025-8

1 2 3 4 5 6

Wichtiger Hinweis: Wie jede Wissenschaft ist die Medizin ständigen Entwicklungen unterworfen. Forschung und klinische Erfahrung erweitern unsere Erkenntnisse. Ganz besonders gilt das für die Behandlung und die medikamentöse Therapie. Bei allen in diesem Werk erwähnten Dosierungen oder Applikationen, bei Rezepten und Übungsanleitungen, bei Empfehlungen und Tipps dürfen Sie darauf vertrauen: Autoren, Herausgeber und Verlag haben große Sorgfalt darauf verwandt, dass diese Angaben dem Wissensstand bei Fertigstellung des Werkes entsprechen. Rezepte werden gekocht und ausprobiert. Übungen und Übungsreihen haben sich in der Praxis erfolgreich bewährt.

Eine Garantie kann jedoch nicht übernommen werden. Eine Haftung des Autors, des Verlags oder seiner Beauftragten für Personen-, Sach- oder Vermögensschäden ist ausgeschlossen.

Geschützte Warennamen (Warenzeichen®) werden nicht besonders kenntlich gemacht. Aus dem Fehlen eines solchen Hinweises kann also nicht geschlossen werden, dass es sich um einen freien Warennamen handelt.